ÉTUDE CLINIQUE

SUR LES

ABCÈS DU FOIE

PAR

Anatole MAUREL

DOCTEUR EN MÉDECINE DE LA FACULTÉ DE PARIS

Ancien interne des hôpitaux de Marseille (Concours 1877)

Ancien externe (Concours 1876)

PARIS

ALPHONSE DERENNE

52, boulevard Saint-Michel, 52

1881

ÉTUDE CLINIQUE

SUR LES

ABCÈS DU FOIE

ÉTUDE CLINIQUE

SUR LES

ABCÈS DU FOIE

PAR

Anatole MAUREL

DOCTEUR EN MÉDECINE DE LA FACULTÉ DE PARIS

Ancien interne des hôpitaux de Marseille (Concours 1877)

Ancien externe (Concours 1876)

PARIS

ALPHONSE DERENNE

52, boulevard Saint-Michel, 52

1881

ÉTUDE CLINIQUE SUR LES ABCÈS DU FOIE

Pendant notre séjour dans les hôpitaux de Marseille, nous avons pu recueillir un certain nombre d'observations d'abcès du foie, soit dans les services auxquels nous avons été attaché, soit dans d'autres services. Nous avons été frappé de l'obscurité des symptômes observés dans la plupart de ces cas, et des difficultés que cette obscurité produisait pour le diagnostic. L'idée nous est venue d'étudier cet abcès d'une manière spéciale et d'en faire le sujet de notre thèse. Nous avons résolu de nous borner à tracer l'histoire clinique de cette affection. Nous avons étudié ici la symptomatologie et le diagnostic de l'abcès du foie. Un aperçu étiologique et pathogénique nous a paru nécessaire. Nous avons exposé en quelques pages l'état actuel des connaissances à ce sujet. Notre but n'est pas, du reste, de donner ici des théories nouvelles. Nous nous sommes contenté de réunir dans notre travail le résultat des recherches de ceux qui ont observé dans les pays chauds, et des auteurs qui ont écrit sur cette partie de la pathologie. Les travaux des médecins de l'armée et de la marine, Cambay, Haspel, Catteloup, Dutrouleau, Roüis, nous ont fourni les principaux éléments de notre travail. De précieuses indications nous été données par l'article si remarquable que M. Rendu a consacré à la pathologie du foie dans le *Dictionnaire encyclopédique*. Les *Leçons cliniques* de M. Gallard, de M. Guéneau de Mussy, nous ont été d'une grande utilité. Enfin, l'ouvrage de Frerichs, les leçons de Murchison ont été mises à contribution maintes fois dans ce travail. Quoique nous ayons eu surtout en vue les abcès du foie que l'on observe dans nos climats, nous avons dû faire de nombreux emprunts aux traités des maladies des pays chauds, car c'est là que la maladie qui nous occupe a été dès le début étudiée avec le plus de détail.

Nous consacrerons un court chapitre au traitement des abcès du foie, n'ayant pas l'intention d'insister beaucoup sur ce sujet. Nous nous bornerons à étudier avec quelques détails la méthode nouvelle que les médecins de l'Inde appliquent au traitement des abcès du foie, méthode qui a fait l'objet d'une intéressante communication de M. Rochard, à l'Académie de médecine, à la fin de l'année dernière.

CHAPITRE I

sur 62 cas
[Budd]

ÉTIOLOGIE. — PATHOGÉNIE.

Les causes des abcès du foie sont généralement peu connues, dans nos climats surtout.

Le traumatisme produit rarement une suppuration du foie. Cet organe, en effet, ne paraît pas avoir une grande prédisposition aux inflammations traumatiques. Les observations de blessures graves du foie, ayant guéri sans provoquer le moindre phénomène inflammatoire, ne sont pas rares. M. Verneuil a cité à la Société de chirurgie (séance du 18 octobre 1871) l'observation d'un homme qui avait eu le foie traversé de part en part par une balle de revolver. La balle ayant pénétré entre la onzième et la douzième côte gauche était venue sortir à peu près au même niveau à droite. Il était impossible de ne pas admettre que le projectile n'eût atteint le lobe gauche du foie et n'eût traversé cet organe dans son grand diamètre ; il y eut seulement pendant quelques jours un peu d'ictère. Il n'y eut pas de suppuration. Les faits de ce genre sont assez fréquents.

L'inflammation du foie à la suite de contusions a été observée par Andral, Budd, Morehead ; mais c'est là un fait rare. Budd sur 62 cas d'abcès hépatiques en cite 2

dont une lésion mécanique était la cause évidente. Morehead
sur 218 cas n'en n'a trouvé que 4 de ce genre.

L'infection purulente donne lieu bien souvent à la formation d'abcès dans le parenchyme hépatique. Ces abcès
sont le plus souvent multiples et de petites dimensions.
Comment se produit, dans ce cas, cette inflammation du
foie ? Cette question est loin d'être encore bien nettement
connue. S'il y a inflammation de la veine porte, il est facile
d'expliquer la formation d'abcès métastatiques. Mais quand
ces abcès coïncident avec d'autres phlébites, le mécanisme
de la lésion devient plus obscur. Et ces faits pourtant sont
loin d'être rares. Dance (*Arch. gén. méd.* 1829), dans
son article sur les phlébites utérines, dit avoir observé deux
cas d'abcès formés rapidement dans le foie à la suite de
hernies étranglées et opérées, dans lesquelles une masse
considérable d'épiploon suppurait à l'extérieur. D'après le
même auteur, un accident semblable serait survenu à la
suite d'une opération de cancer du rectum, et une autre
fois après une simple opération de fistule à l'anus. Notre
observation XIII relate un fait analogue. Les veines épi-
ploïques et mesaraïques ne furent point examinées dans ce
cas ; mais, comme le dit Frérichs, on peut supposer que
c'est à l'inflammation de quelqu'une de ces veines que
furent dus les abcès. L'inflammation des veines de la petite
circulation produit bien plus rarement que celle de la
grande circulation la suppuration du foie. Les anciens médecins regardaient comme particulièrement dangereuses sous
ce rapport les blessures de la tête et la phlébite consécu-
-tive des sinus crâniens. Cependant il n'y a pas, à ce point
de vue, entre la tête et le foie, la sympathie étroite qu'ad-

mettaient Desault et Bichat; toutes les phlébites peuvent amener le même résultat (Frérichs).

Il est difficile, dans ces cas, de découvrir les voies par lesquelles se fait l'embolie hépatique. Les parties solides du sang, des fragments de thrombus, des bouchons purulents ne peuvent arriver par l'artère hépatique et la veine-porte sans avoir, au préalable, traversé un autre système capillaire interposé. Il faut donc admettre, dit Frérichs, que les éléments morphologiques du sang, après avoir traversé les capillaires du poumon, sont arrêtés dans ceux du foie, soit parce que ces derniers sont plus étroits que ceux du poumon, soit parce que, séjournant dans le sang, les corps étrangers qui y sont charriés y ont augmenté de volume. D'après Magendie, les foyers métastatiques résulteraient d'une oblitération des veines hépatiques dans lesquelles les thrombus provenant de la veine-cave auraient reflué. Il n'existe aucune preuve évidente en faveur de cette opinion que Frérichs ne trouve pas confirmée par ses observations.

L'endocardite ulcéreuse qui se complique si souvent d'abcès métastatiques dans tous les organes en produit rarement dans le foie.

L'hépatite suppurée se rencontrant si fréquemment à la suite d'inflammations ou d'ulcérations du canal intestinal, ou pendant le cours d'une affection de cet organe, on a cherché à expliquer cette coïncidence et la nature des liens qui unissent ces deux affections.

Pour Broussais, quand l'hépatite ne dépend pas d'une violence extérieure, c'est une gastro-entérite et le plus souvent une duodénite qui la produit. Si ce fait était vrai, on observerait beaucoup plus souvent qu'on a l'occasion de le faire, des hépatites ou des abcès du foie, car la gastro-entérite est une affection très commune dans nos climats comme dans les pays chauds.

Ici se place l'étude de cette question si diversement expliquée, de la coïncidence de l'hépatite suppurée et de la dysenterie. Partout où la dysenterie règne épidémiquement ou endémiquement, l'hépatite suppurée se montre dans de grandes proportions. Tous les médecins qui ont observé dans les pays chauds ont remarqué et signalé dans leurs écrits cette coïncidence. Les statistiques montrent bien la marche parallèle de ces deux affections qui affectent, du reste, la même distribution géographique. La fréquence de l'abcès hépatique semble pourtant être subordonnée au plus ou moins d'intensité de l'épidémie dysenterique. C'est ce qui explique les contradictions apparentes de certains relevés statistiques. Les chiffres suivants que nous empruntons à l'article que M. Rendu a consacré aux abcès du foie dans le Dictionnaire encyclopédique, montrent bien les résultats différents auxquels sont arrivés les auteurs. Ainsi, Morehead relevant 50 cas mortels de dysenterie, n'y constate pas un seul abcès du foie, Parker, cité par Mac-clean, sur 23 cas de dysentérie terminés par la mort, n'en trouve que 5 ; Waring, sur 260 autopsies de dysenteriques, rencontre 68 abcès hépatiques. Du reste, ce n'est pas seulement dans les pays chauds que l'on a observé la coïncidence de la dysenterie avec la suppuration du foie. On l'a observée en France dans le cours de diverses épidémies et notamment dans celle de Pontavin (Finistère), relatée par Geslin (*Arch.*

gén. de médecine, t. XII). On observa également des altérations du foie en Irlande, en 1822, pendant une épidémie
de dysenterie. Il n'est point nécessaire que la lésion intestinale règne épidémiquement pour que l'on remarque l'hépatite suppurée comme affection concomitante. Parmi les
cas que nous avons observés à Marseille, ou qui y ont été
observés par nos maîtres ou nos collègues qui ont bien
voulu nous les communiquer, plusieurs fois la dysenterie
a été notée, sans que d'autres cas de cette malade aient été
signalés à la même époque et dans les mêmes régions.

La dysenterie et l'hépatite existent donc bien souvent
simultanément. Mais d'après Frérichs on a trop généralement admis que la dysenterie précède l'hépatite. Presque
tous les médecins des pays chauds ont observé que souvent
l'hépatite se montre avant ou en même temps que la dysenterie, ou souvent sans que l'intestin soit nullement malade.
Gambay dit avoir observé plus de cas d'hépatite idiopa-
thique, non précédés du flux intestinal, que de ceux qui
en étaient précédés. Annesley a observé que dans les Indes
orientales l'hépatite est d'habitude antérieure à la dysenterie. Ce fait, que nous voyons fréquent dans les pays où
l'hépatite est si commune, est non moins souvent observé
dans nos climats, où au nombre des quelques cas d'hépatite
suppurée que l'on rencontre, il n'est pas rare de trouver
l'intestin absolument sain.

La dysenterie n'entraîne donc pas forcément la suppuration du tissu hépatique. « Pour qu'une hépatite se dé-
clare dans le cours d'une dysenterie, dit Catteloup (1),

---

1. Catteloup. *Mémoire sur la coïncidence de l'hépatite et des*

l'existence de celle-ci ne suffit pas pour la faire naître, mais il est nécessaire que le foie soit dans de certaines conditions prédisposantes à l'inflammation. Ces conditions prédisposantes seraient dues à un état de congestion du foie et à une augmentation de sa sécrétion, phénomènes produits par les grandes chaleurs. D'après Périer (1), lorsque des abcès du foie se sont développés, toujours ou presque toujours il avait existé une maladie préexistante ou antécédente, de la nature de celle que caractérisent l'ulcération et la suppuration. Pour les pays chauds c'est la dysenterie qui serait la maladie préexistante la plus ordinaire ; et d'après le même auteur, même dans les pays chauds, la dysenterie peut être remplacée dans ce rôle par une autre maladie suppurative.

De toute cette discussion il résulte, en résumé, que la dysenterie et l'hépatite suppurée ont entre elles des relations étroites, sans être absolues, que l'une peut exister sans l'autre, la précéder ou la suivre, ou toutes les deux exister simultanément.

Ce fait étant admis, reste à expliquer la relation pathogénique qui lie l'inflammation du foie à l'ulcération dysentérique.

Ici la lumière est loin d'être faite, et les explications données par les auteurs ne s'accordent pas toutes. Ribes, le premier, a avancé que l'inflammation se communique de la muqueuse intestinale au foie par l'intermédiaire des veines. Cette explication est simple et parfaitement applicable à la

---

abcès du foie avec la diarrhée et la dysenterie endémiques dans la province d'Oran (*Mémoires de médecine militaire,* 1845).

1. Périer. *Mémoires de médecine militaire,* 1855.

production de l'abcès hépatique, succédant à la dysenterie.
La lésion primitive, l'ulcération intestinale est le point de
départ de l'inflammation qui, par les veines, gagne le foie
et y détermine les foyers de suppuration. Mais nous avons
vu que fréquemment c'est l'inverse qui se produit, et que
l'hépatite ouvre la scène, la dysenterie ne survenant que plus
tard. Ici, l'explication de Ribes ne s'aurait s'appliquer ; -
Annesley fait intervenir l'altération de la bile qui, devenant
irritante, déterminerait à son passage une inflammation de
l'intestin. La dysenterie cause de l'hépatite dans le premier
cas, serait ici une conséquence de l'inflammation du foie.
Mais si ce fait était vrai, ce serait la portion de l'intestin,
la plus immédiatement en rapport avec la bile altérée, qui
serait la première atteinte, c'est-à-dire le duodenum ; or,
on sait qu'il n'en est pas ainsi. Budd admet que l'affection
du foie déjà ancienne serait simplement traversée par une
dysenterie intercurrente. Il faudrait donc voir là une simple
coïncidence, ce qui n'est pas admissible en présence des
exemples si nombreux de faits de ce genre. Dutrouleau qui
a remarqué aussi bien souvent cette préexistence de l'hépatite sur la dysenterie voit dans ces deux affections une
même nature d'endémicité. Pour lui ces deux maladies
doivent être considérées comme des expressions pathologiques distinctes de cette même cause endémique à laquelle
elles sont liées ; le poison miasmatique qui produit la dysenterie agirait également sur le foie, et tantôt cet organe,
tantôt l'intestin se trouvent primitivement atteints, suivant la
prédisposition individuelle. Cette théorie qui peut très bien
expliquer les faits observés dans les pays chauds, ne trouverait pas son application dans nos climats, où les abcès du

foie surviennent sans qu'on puisse admettre un poison miasmatique ; mais il est à remarquer que dans les cas que nous observons, et dans lesquels on constate l'existence de la dysenterie, celle-ci est presque toujours la première à se manifester.

Le lien qui unit la dysenterie et la suppuration du foie est donc encore peu connu, et la diversité des opinions à ce sujet en est une preuve.

Aux causes que nous avons déjà étudiées, septicémie, endémicité, traumatisme, capables de produire l'inflammation et la suppuration du foie, il faut ajouter celles qui dépendent de l'âge, du sexe et des conditions hygiéniques des sujets.

Chez les enfants jeunes, même dans les pays chauds, l'hépatite suppurée n'existe pas. A partir de quinze ans, les jeunes gens peuvent en être affectés. Pourtant, nous avons trouvé dans la *Gazette médicale* de Paris, 1834, une observation rapportée par Baudelocque d'abcès du foie chez une enfant de onze ans. C'est l'exception. C'est entre vingt-cinq ans et trente-cinq ans que la maladie est le plus fréquente dans nos climats ; pourtant, il n'est pas rare de rencontrer de vastes collections purulentes chez des vieillards. Les femmes en sont moins souvent atteintes que les hommes, probablement parce qu'elles sont moins exposées aux causes qui la produisent. Il serait difficile d'expliquer autrement cette immunité relative.

Quant aux conditions hygiéniques, leur influence est suffisamment prouvée. En première ligne, il faut citer l'action du climat ; les variations de la température dans les pays

chauds. Haspel (1) admet deux sortes d'hypérémies du
foie, l'une active ou aiguë, l'autre passive ou hypostatique.
Cette dernière se termine bien souvent par la suppuration.
Or, cette hypérémie hypostatique survient en automne
quand arrivent dans l'atmosphère des changements criti-
ques : « Alors, malheur à ces constitutions frêles et débi-
« les, dit-il, véritables baromètres vivants, en proie trop
« souvent à des hypérémies chroniques du foie, reliquat
« malheureusement trop fréquent d'accès de diarrhée ou
« de dysenterie qui les ont tourmentés pendant les chaleurs
« de l'été. Aux premières atteintes du froid, chez ces
« êtres débiles et sans réaction vitale, l'activité de la circu-
« lation s'affaiblit, les fluides abandonnent l'extérieur pour se
« concentrer à l'intérieur ; la conséquence en est le refoule-
« ment de ces fluides vers le foie déjà irrité par les chaleurs
« de l'été. » Pour Rouis, l'irritation qui envahit le foie du-
rant les chaleurs de l'été dépendrait de ce que cet organe
est celui auquel le sang, sous l'influence de la raréfaction
imprimée à l'air par le haut degré de température, apporte
le moins d'éléments gazeux.

Quoi qu'il en soit de la manière dont la température agit
sur le foie pour y produire ces hypérémies qui sont le début
des abcès, l'influence de cet agent est démontrée. Dans nos
pays, les cas les plus nombreux sont observés dans le midi
de la France. C'est le plus souvent au mois de septembre
ou d'octobre après les fortes chaleurs que ces abcès se montrent. Quelques-uns ont été observés plus tard, en décembre et janvier, mais le début remontait au commencement

1. Haspel, *De l'hypérémie du foie. Rec. de mém. de méd. milit.*,
1845.

de l'automne. L'influence d'une température trop élevée, dans une usine, par exemple, peut aussi produire les mêmes effets. Notre observation XVII en est un exemple.

Les conditions hygiéniques qui amènent des troubles dans la circulation hépatique comme les excès de table, l'alcoolisme, peuvent aussi produire la suppuration du foie. Les excès de table, une nourriture trop fortement épicée étaient regardés par Annesley comme une cause de l'hépatite suppurée. D'après la statistique de Waring, citée dans l'article du Dictionnaire encyclopédique, 65 p. 0/0 des soldats morts d'hépatite aiguë sont des alcooliques, et si la cirrhose est rare dans l'Inde, c'est que sous l'influence de l'alcool l'hépatite prend la forme galopante et arrive rapidement à la suppuration.

Une nourriture insuffisante ou malsaine, des fatigues corporelles excessives produisent les mêmes effets. L'ingestion d'eau froide, un refroidissement brusque agissant sur des individus prédisposés déterminent l'explosion de l'hépatite.

Les ulcérations et inflammations des voies biliaires peuvent être suivies d'abcès dans le parenchyme hépatique, surtout quand elles sont dues à des calculs (Abercrombie, Bright, Louis, cités par Frérichs). Dans ces cas les abcès formés dans le foie sont le plus souvent petits et nombreux. Ces inflammations restent fréquemment isolées, et, comme le dit Monneret, elles sont à l'hépatite vraie, ce qu'est la bronchite à la pneumonie. Ces abcès, dit M. Gallard, dans ses remarquables leçons sur l'hépatite, sont le résultat de dilatations ampullaires des canaux biliaires, dilatations susceptibles de s'enflammer et de suppurer ; ou bien ils sont le résultat de l'épanchement de la bile dans le tissu hépatique par suite de la rupture des canalicules biliaires. Ces deux altérations peuvent coïncider ou exister isolément. On a trouvé des vers lombrics baignant dans le pus de certains abcès du foie, qu'ils avaient certainement provoqués.

Telles sont les conditions étiologiques et pathogéniques dans lesquelles se produisent le plus souvent les abcès du foie. Dans les pays chauds, il est facile de rattacher ces abcès à une de ces causes ; mais dans nos climats il est bien fréquent d'observer de vastes collections purulentes dont le début reste inconnu, dont la cause ne peut être découverte. Souvent, dans le midi de la France surtout, c'est la température qu'il faut incriminer, surtout quand on ne trouve dans les autres organes aucune lésion qui puisse être considérée comme le point de départ de la suppuration hépatique.

CHAPITRE II

I. — DESCRIPTION GÉNÉRALE DE LA MALADIE.

Quand une affection est marquée par des symptômes
bien tranchés, symptômes correspondant parfaitement aux
lésions qui se produisent, quand la marche de cette maladie est régulière et toujours conforme à la marche des altérations anatomiques, il est facile de donner de cette maladie une description générale à laquelle on pourra rattacher
les formes anormales, si il en existe. Mais quand on cherche à établir dans une description générale les phénomènes
qui caractérisent la suppuration du foie et la marche que
suit cette affection dans son évolution, certes l'embarras est
grand. On trouve bien, dans les auteurs qui ont écrit sur
ce sujet de très bonnes descriptions. Mais combien sont
rares les faits où la maladie a revêtu absolument les caractères et la marche qui lui ont été appliqués. Dans les pays
chauds où l'abcès hépatique est si commun, où il marche
le plus souvent de pair avec une lésion intestinale, on retrouve souvent dans les observations la succession des symptômes tels que les auteurs les indiquent. Mais dans nos
climats, on pourrait presque dire autant de cas, autant de
descriptions. Celui qui voudrait par exemple, en prenant les
observations que nous donnons ici, observations recueillies
presque toutes en France, tracer d'après ces faits un aperçu
général sur le mode de début, l'évolution et la terminaison
des abcès du foie, celui-là éprouverait de grandes difficultés et

son travail resterait sans grande utilité. Tel n'est pas notre but ici. Nous nous contenterons de donner de l'hépatite suppurée une description succincte, en prenant pour type les cas si rares où tous les symptômes se rencontrent tels que les auteurs les indiquent, la maladie suivant une marche régulièrement normale. Puis prenant chacun de ces symptômes en particulier, nous en étudierons la nature et la valeur clinique.

L'abcès du foie que nous étudions ici est le dernier terme de l'hépatite aiguë ou chronique. Il nous faut donc donner ici les symptômes principaux de cette affection. Au début, sous une influence quelconque, refroidissement, excès, fatigue, survient une douleur plus ou moins vive, s'irradiant dans tout l'hypochondre droit, ou se fixant en un point limité de cette région, point de côté hépatique ; en même temps, ou peu après arrive le frisson suivi d'accès de fièvre à trois stades quand le début est brusque (Dutrouleau). Alors se montrent les troubles gastriques, la langue se couvre d'un enduit gris ou jaune avec rougeur sur les bords, il y a inappétence, quelquefois des vomissements, de la diarrhée, d'autres fois constipation opiniâtre. Si la lésion du foie était précédée d'un flux dysentérique, celui-ci persiste, et alors les troubles intestinaux sont les premiers qu'on observe. Augmentation de volume du foie : mais pas constante. La peau devient brûlante, sèche, le pouls fréquent. On observe souvent une coloration rouge de la face. L'ictère est très rare. C'est plutôt une teinte jaune pâle, quelquefois subictérique. Tout le côté droit paraît immobilisé. Si l'inflammation siège à la partie convexe, il y a gêne de la respiration, dyspnée avec petite toux sèche.

Souvent c'est la douleur hépatique qui provoque cette dyspnée. Une fièvre intense et continue succède à l'accès initial. Les vomissements deviennent plus fréquents ; rarement l'épigastre est sensible à la pression. A ce moment tout peut s'amender et il peut se faire une détente générale après laquelle apparaissent les signes qui indiquent que la suppuration s'établit, douleur vive, accès de fièvre avec frissons et sueurs parfois chaudes, plus souvent froides et collantes. A ce moment il peut se faire une rémission qui peut faire croire à une guérison prochaine. La douleur diminue et même disparaît. Le pouls revient à la normale. Le volume du foie peut même diminuer si on avait constaté une augmentation auparavant ; mais il reste toujours une respiration courte, dont le malade n'a pas conscience, mais qui n'échappe pas à l'observation du médecin (Dutrouleau). La maladie peut alors passer à l'état chronique et cet état durer longtemps, jusqu'à ce que sous l'influence d'une cause accidentelle quelconque, tout soit remis en question. Mais ordinairement, après une rémission de quelques jours, les accès de fièvre reviennent, irréguliers, accompagnés de sueurs abondantes ; l'abattement est considérable. Les traits tirés, exprimant la souffrance, couché dans une attitude spéciale provoquée par la douleur hépatique, le malade s'épuise de jour en jour et finit par mourir dans le marasme.

D'autres fois le pus cherche à se faire jour à l'extérieur et alors les symptômes diffèrent suivant la région qui sera le siège de l'évacuation. Dans un certain nombre de cas l'abcès est superficiel, la voussure dans l'hypochondre droit, la fluctuation attirent l'attention du médecin qui intervenant pourra donner issue au pus, soit par une ponction, soit par une incision de la paroi abdominale. Dans ces cas la guérison pourra survenir ou encore la suppuration se prolongeant emportera le malade par épuisement ou par septicémie. S'il n'est pas donné issue au pus celui-ci pourra s'épancher soit dans le péritoine et amener alors une péritonite promptement mortelle, ou à travers le diaphragme dans la plèvre ou les bronches, dans le péricarde, ou enfin dans les organes voisins comme l'intestin on l'estomac. Il est évident que ces différents modes de terminaisons donneront lieu à des symptômes différents qu'il suffit de signaler ici devant y revenir plus longuement, quand nous traiterons de la marche et de la terminaison de l'abcés hépatique.

II. — Symptômes en particulier.

Nous venons d'indiquer les signes généraux qui marquent, dans ces cas les plus simples et les plus réguliers, l'envahissement de la glande hépatique par la suppuration. Mais, comme nous l'avons dit déjà, il est bien rare que la maladie se présente toujours avec ce cortège de symptômes. Ce sont ces signes dont nous allons maintenant faire une étude distincte.

Deux symptômes, suivant Louis, doivent aider à reconnaître l'hépatite : L'ictère et la douleur. Le premier est loin d'être constant. La douleur constitue un des signes les plus importants. « Si à la douleur vous joignez la fièvre et la tuméfaction de la région hépatique, dit M. Gallard, vous aurez les trois signes caractéristiques de l'inflammation du foie. » Nous y joindrons encore les troubles digestifs, les symptômes de voisinages tels que les troubles de la respiration, et les caractères fournis par l'examen des urines.

Douleur. — D'après tous les auteurs c'est le symptôme le plus important et le plus constant. Il y a la douleur locale et la douleur sympathique. Etudions d'abord la première ; d'après Dutrouleau, elle se rencontrerait dans les 5/6, des cas. Rouis l'a trouvée chez 141 malades sur 177, soit 85 p. 100.

C'est au début de la suppuration que la douleur locale est le plus souvent observée. Avant et après cette époque elle se rencontre d'autant plus souvent dans une période donnée que celle-ci est plus rapprochée de l'époque dont nous parlons ; son apparition est d'ordinaire postérieure à celle du flux dysentérique (Rouis). Elle siège le plus souvent dans l'hypochondre droit et en un point directement en rapport avec le siège de l'abcès. Pourtant ce siège est loin d'être absolument constant.

C'est ainsi que dans nos observations nous avons noté la douleur à l'épigastre, une autre fois elle siégeait à gauche. D'habitude gravative, tensive, poignante, elle est quelquefois sourde ; tantôt continue, tantôt avec des alternatives d'exacerbation et de rémission ; le plus souvent spontanée, elle ne se révèle souvent que sous l'influence d'une pression exagérée ; s'exaspère toujours par la pression, par les efforts de toux et les mouvements. Son début est fréquemment accompagné d'une sensation de pesanteur dans la région du foie, sensation comparée par Rouis à celle que produirait une barre comprimant transversalement l'épigastre. Au moment où la suppuration va s'établir elle acquiert un caractère pongitif. Une fois le pus formé et collecté elle change d'allures, elle devient sourde, sans violence aucune mais peut reprendre son acuité si l'une des séreuses voisines du foyer vient à être atteinte par l'inflammation.

L'origine de cette douleur a été diversement expliquée. Valleix, n'y voit qu'un phénomène de voisinage, une inflammation qui s'est propagée à la plèvre par l'intermédiaire du péritoine et du diaphragme ; à cela on pourrait répondre avec Gallard que s'il en était ainsi la douleur devrait exister dans tous les cas de pleurésie, ce qui n'est pas. En outre la douleur a été observée bien des fois avant que la plèvre ou le péritoine aient été atteints, et même sans que l'une ou l'autre de ces séreuses présentât de traces d'inflammation. Le plus souvent il y a une périhépatite qui pourrait être la cause de la douleur locale. Pour M. Bouillaud la douleur est constamment l'expression de troubles inflammatoires ou sympathiques de voisinage ; pour lui la sensibilité intrinsèque de la glande n'existerait pas. Mais, dit M. Rendu, il ne faut pas oublier que le système des canaux biliaires est doué d'une exquise sensibilité, au moins dans les conditions pathologiques et que c'est là une circonstance qui peut jouer un grand rôle dans les manifestations douloureuses variables que présentent les diverses maladies du foie (1).

La douleur de l'hypochondre droit s'accompagne souvent d'une douleur sympathique dans l'épaule droite, au niveau du deltoïde vers les attaches de ce muscle et parfois du sterno-mastoïdien. Elle survient quelquefois avant l'apparition des symptômes locaux (Rouis). Pour Dutrou-

1. *Dict. enc. sciences méd. Art. foie. Pathologie.*

leau quand elle existe en même temps que la douleur
hépatique, elle indiquerait presque certainement une lésion
de la face convexe, et serait très rare dans les abcès de la
face concave. Ce fait n'a pas été confirmé par tous les
auteurs qui ont observé cette douleur de l'épaule, alors
que les abcès siégeaient profondement et sans intéresser la
face convexe. Rouis l'a trouvée 27 fois sur 100 malades.
Pour Annesley elle serait exceptionnelle, et serait aussi
symptomatique d'un abcès de la face convexe. C'est une
douleur analogue à celle que produirait le rhumatisme
subaigu de l'épaule ; elle ne correspond à aucune lésion
organique du deltoïde. Rouis dit pourtant avoir vu, comme
accident consécutif une atrophie de ce muscle. Tantôt
constrictive, tensive, térébrante, tantôt elle sera constituée
par un simple embarras dans les mouvements, tantôt continue, tantôt provoquée par les mouvements de l'épaule.
D'une durée ordinaire de 5 à 6 jours elle peut, quoique
rarement, persister plus longtemps, en conservant son
caractère de fixité, ce qui complète son analogie avec le
rhumatisme de l'épaule et peut être, par conséquent une
cause d'erreur. Elle est quelquefois assez vive pour attirer
seule l'attention et masquer les phénomènes qui se produisent du côté du foie. Elle ne manque jamais de se dissiper,
dit Rouis, dès que le pus a rencontré une voie pour s'écou-
ler au dehors. Cette douleur qui peut avoir une grande
valeur clinique, quand la maladie est observée dès son
début, est rarement constatée par le médecin dans nos climats où l'abcès du foie suivant généralement une marche
latente, les malades ne réclament souvent les soins, que
lorsqu'elle a déjà disparu.

En outre elle manque bien souvent, et quand elle existe elle n'a de valeur au point de vue du diagnostic, qu'autant qu'elle est accompagnée de tous les autres symptômes propres à l'hépatite suppurée. Car ce n'est point là un phénomène qui appartienne uniquement à l'abcès du foie. On la rencontre dans les congestions simples de cet organe, dans les kystes hydatiques, dans les cancers, etc. Elle peut donc tout au plus indiquer une lésion du foie, sans qu'il soit possible d'en tirer une certitude pour fixer le genre de la lésion.

Tous les auteurs qui ont écrit sur les maladies du foie ont cherché à expliquer cette propagation de la douleur à l'épaule. On a invoqué les anastomoses du pneumogastrique avec le plexus cervical, mais ces anastomoses semblent aussi intimes à gauche, et c'est toujours à droite que s'observe la douleur. Le phrénique a été aussi désigné comme intermédiaire entre le foie et l'épaule par son anastomose avec la cinquième cervicale. Mais il faudrait qu'il fût démontré que le phrénique pénètre dans le foie. Et d'autre part, ce n'est pas seulement l'abcès superficiel, pouvant intéresser le diaphragme, qui provoque la douleur scapulaire, mais aussi l'abcès profond. D'après M. Vulpian ce serait un exemple de sensations associées, des synesthésies dont la moelle est le siège; l'excitation douloureuse partie du foie, retentirait sur un centre médullaire très voisin du noyau d'origine des nerfs du moignon de l'épaule et suffirait à mettre en jeu la sensibilité du centre fonctionnel. (Art. foie. Dictionnaire encyc.). A côté de cette douleur scapulaire, on a signalé d'autres douleurs sympathiques dans les régions lombaire, sacro-coccygienne. Elles seraient surtout en rapport avec des abcès de la face postérieure du foie.

Augmentation de volume du foie. — La dilatation du foie, la douleur locale et la douleur sympathique, sont des signes qui marchent parallèlement entre eux, c'est-à-dire, selon la même fréquence, pour une même période, à partir de l'origine du mal. Rouis a noté l'augmentation de volume de l'organe 73 fois sur 122 cas. D'après lui le maximum de cette fréquence coïncide, d'une part avec le moment où la suppuration commence, d'autre part avec les 20 premiers jours qui suivent le début du flux abdominal. D'après M. Rendu, ce serait à une période avancée de la maladie que cette dilatation de l'organe serait la règle. La diminution dans les dimensions du foie, alors qu'il a au début augmenté de volume, s'observe quelquefois quand la maladie passe à l'état chronique. Ce fait a été constaté seulement 3 fois sur 101 autopsies par Rouis, qui a observé 28 fois des dimensions normales.

Cette dilatation du foie, qui est en somme, la règle générale se constate par la palpation et par la percussion, qui doivent être pratiquées avec le plus grand soin. Mais il ne faut pas oublier, dans l'interprétation de cet abaissement du foie, que d'autres causes qu'une lésion propre à l'organe, peuvent le produire : une pleurésie, ou toute tumeur développée au-dessus du diaphragme, une tumeur du rein droit (Gallard), peuvent amener un abaissement du foie et induire en erreur. A propos du diagnostic nous reviendrons sur ce point et nous indiquerons par quels moyens on peut se prémunir contre une fausse interprétation de ce symptôme.

La tuméfaction de l'organe est souvent accompagnée

d'une voussure plus ou moins marquée de la région de
l'hypochondre droit. Cette tuméfaction peut être uniformé-
ment répartie sur toute l'étendue de la glande, ou bien,
l'abcès proéminer en un point qui alors donne bien la sensation d'une tumeur. Quelquefois cette tumeur au lieu
d'occuper la région hépatique proémine à l'épigastre (observations II, XXVIII), et peut alors donner lieu à une
erreur de diagnostic.

La palpation révèle en plusieurs observations, la présence
d'un œdème des parois abdominales, au niveau de l'hypochondre droit. Lorsque cet œdème reste limité à la région
il peut avoir une certaine valeur pour le diagnostic. Il n'est
pas rare de constater aussi en palpant le côté droit de l'abdomen, un frottement analogue au bruit de cuir neuf ;
frottement qui suit en général les mouvements respiratoires,
et qui est dû à la production d'une périhépatite avec péritonite partielle. Si l'abcès occupe la région qui avoisine le
diaphragme, l'augmentation de volume ne se produira plus,
de haut en bas, mais de bas en haut, au moins dans la
plupart des cas. Il y aura alors des symptômes du côté de
la cavité thoracique, mais dans ces cas on pourra ne constater aucune augmentation de volume du foie, du côté de
l'abdomen ; et l'attention du médecin sera alors attirée vers
le poumon ou la plèvre et de là des erreurs de diagnostic,
qui sont loin d'être rares comme nous le verrons.

Attitude du malade. — L'attitude que prend le malade
atteint d'abcès hépatique est assez caractéristique pour que
tous les médecins qui ont observé cette affection l'aient notée.
Sur vingt observations dépouillées par Valleix, dans lesquelles l'attitude a été notée huit fois, on a trouvé que six

fois les malades étaient dans le décubitus dorsal, deux fois seulement dans le même décubitus, le corps incurvé à droite. C'est, en effet, la position que prennent le plus souvent les malades ; les membres inférieurs sont fléchis afin de relâcher le plus possible les muscles de l'abdomen, et de diminuer par ce moyen la douleur de l'hypochondre droit. Cette attitude n'est pourtant pas constante. M. Gallard cite un malade qui, couché dans le décubitus dorsal, avait le tronc incurvé à gauche. Le malade de l'observation XXV se tenait assis sur son lit et courbé en avant ; le décubitus était impossible. Il est fréquent d'observer une attitude indifférente, comme nous l'avons constaté plusieurs fois nous-même ; et rien, dans la manière d'être du malade, ne peut indiquer la présence d'une lésion aussi grave du foie. Annesley a vu presque tous les malades dans le décubitus dorsal, incurvés à gauche. Ce n'est donc pas là un signe qui ait une grande valeur, mais qui, dans certains cas, peut être utile.

Ictère. — L'ictère est exceptionnel dans le cours de l'hépatite suppurée, c'est ce qui résulte des observations de tous les médecins qui se sont occupés de cette question. Rouis l'a noté seulement 26 fois sur 158 malades, et encore était-il peu intense. Mais ce que l'on observe souvent, c'est une coloration jaune paille de la peau, coloration qui tient le milieu entre le teint cachectique et la teinte sub-ictérique. Pourtant il n'est pas rare de rencontrer une véritable coloration sub-ictérique des conjonctives ; avec une pâleur générale de tout le corps, on a observé des malades qui n'avaient aucune coloration spéciale.

D'autres avaient les pommettes rouges ; le malade de

l'observation XXV présentait au début un facies cyanique. L'ictère ne peut donc pas être considéré comme un symptôme de l'hépatite suppurée.

Fièvre. — Nous avons dit, en faisant la description générale de la suppuration du foie, que le phénomène initial vraiment important était le frisson. Au début de l'hépatite, alors que la suppuration n'est point encore commencée, c'est-à-dire dans la période d'hypérémie, la fièvre est modérée et peut même passer inaperçue. C'est dans la deuxième période, au moment de la formation du pus, que la fièvre prend un caractère propre. Si le pouls devient irrégulier, dit Dutrouleau, concentré et plus fréquent, surtout s'il survient un frisson, alors sûrement le pus est fait. Le frisson est donc un signe d'une très grande importance, à la condition d'en bien connaître les caractères et de ne pas le confondre avec le frisson paludéen. Alors que ce dernier est presque toujours matinal, c'est le soir, ou dans la seconde moitié du jour qu'apparaît le frisson de la fièvre hépatique. Après le frisson, survient une période de chaleur suivie ou non de sueurs. Ces sueurs ont lieu surtout la nuit et sont universelles. Ces accès fébriles ainsi constitués se répètent plusieurs fois et d'une manière irrégulière ; plus tard, ils prennent le type périodique quotidien ; rarement le type tierce.

M. Rendu cite pourtant un malade chez lequel trois accès symptomatiques se montrèrent régulièrement à deux jours d'intervalle.

Du reste, il est rare que ces accès fébriles intermittents affectent une marche assez régulière, assez franche, pour qu'on puisse les rattacher d'une façon certaine à un type quelconque. C'est au contraire le propre de l'hépatite, de donner lieu à des accès de fièvre à marche irrégulière. La fièvre intermittente hépatique a été très bien décrite par Monneret (1) : « Elle est marquée par une fièvre qui vient « le soir, et à une heure qui n'est pas aussi invariable que « dans la fièvre paludéenne. Il est même plus fréquent de « l'observer pendant la nuit ; on remarque de plus que ses « stades sont incomplets, que le frisson est court, qu'il « peut même manquer et que la sueur souvent peu abon- « dante ne s'établit que le matin. Nous n'avons vu qu'un « petit nombre d'accès hépatiques se manifester à cette « heure de la journée, tandis que les accès de fièvre palu- « déenne y sont très fréquents. En outre, il n'existe qu'un « seul accès, et il est rare qu'il ne soit pas séparé du pré- « cédent par six et même douze heures. »

Ce qui différencie encore la fièvre hépatique de la fièvre intermittente vraie, c'est que cette dernière laisse le malade parfaitement bien portant dans l'intervalle de deux accès ; au lieu qu'entre les deux accès hépatiques, le malaise, l'inappétence, persistent. Enfin l'accès de fièvre dû à une hépatite est rebelle au quinquina et c'est là son caractère principal. Il en est un encore aussi important récemment constaté par M. Regnard dans un mémoire lu à la Société de biologie (1873). Recherchant l'augmen- tation de l'urée dans la fièvre intermittente paludéenne, il eut l'idée de la rechercher aussi dans la fièvre intermittente hépatique. Grand fut son étonnement en voyant qu'il y avait diminution de la quantité d'urée sécrétée. Les résul- tats montrent que l'urée diminuerait chaque fois que la tem-

1. Monneret, *In Arch. méd.*, 1861.

pérature augmenterait. C'est là un fait très important et qui mérite d'être noté. Du reste la fièvre et le frisson n'existent pas toujours et dans nos observations il en est plusieurs où l'on n'a constaté de frisson à aucune époque de la maladie.

Après avoir eu le caractère intermittent la fièvre peut devenir continue, ou cesser complètement pour reparaître quelquefois plusieurs jours après, à époques irrégulières, en dehors de tout traitement quinique. « Enfin « c'est dans les cas de fièvre symptomatique de l'hépatite « suppurée que l'on a signalé des frissons suivis de chaleur « revenant tous les sept ou huit jours, et répondant à ces « types exceptionnels de périodicité que les anciens auteurs « appelaient fièvre septane ou octane. M. Charcot a prouvé « que la plupart de ces cas répondent soit à des abcès « du foie spontanés ou d'origine biliaire, soit à des altéra- « tions des reins, presque toujours à la néphrite suppurée » (Rendu, art. *Foie in Dict. encycl.*). On ne doit pas oublier que l'on peut rencontrer outre ces accès pseudo-intermittents, une intermittence vraie, ce qui est d'autant plus possible que les effluves miasmatiques qui provoquent la fièvre d'accès, et la dysenterie, exercent une influence marquée sur le développement de l'hépatite (Haspel).

La température a été peu étudiée; le thermomètre oscille entre 38° et 38°,5 le matin et 39° et 39°,5 quelquefois 40° le soir. Mais il est fréquent de n'observer aucune élévation notable de la termalité. Au moment où le pus est complètement collecté, l'abcès formé, la température subit une décroissance notable, et nombre de malades meurent sans avoir une température élevée.

Dans l'observation **XXIV**, due à M. Lenglet, on a noté

une augmentation considérable 'dans la proportion des globules blancs, au moment qui correspondait à la formation complète de l'abcès. C'est là un signe d'une grande valaur ; il est à regretter que cet examen du sang n'ait pas été fait plus souvent en pareil cas ; on pourrait en tirer un grand parti pour le diagnostic quand les autres symptômes manquent ou sont peu marqués.

Caractères des urines. — L'examen des urines peut être d'une grande utilité pour 'la diagnostic de la suppuration du foie : jusqu'ici pourtaut cette question a été peu étudiée. Dutrouleau, Rouis, se contentent de dire que les urines sont peu abondantes et rouges. Dans un certain nombre d'observations on a noté un peu d'albumine, mais à la période ultime, et le fait alors n'avait rien de spécial. Les caractères de l'urine dans les abcès du foie, surtout au point de vue de la quantitée d'urée qu'elle contient, ne sont bien connus que depuis les travaux de Murchison et de M. le professeur Brouardel. Murchison dit que l'urine est chargée d'urates et d'acide urique et contient beaucoup de pigment. La quantité d'urée est augmentée au début ; mais si le tissu hépatique est détruit en grande partie l'urée peut manquer. M. le professeur Brouardel a étudié les variations de l'urée dans les maladies du foie, dans un remarquable mémoire inséré dans les Archives de physiologie de 1876, et c'est à lui que nous emprunterons les principaux éléments de cette discussion. D'après les analyses d'urines d'un grand nombre de malades atteints d'affections diverses, M. Brouardel est arrivé à ces conclusions que : la quantité d'urée sécrétée et éliminée en vingt-quatre heures est sous la dépendance de deux influences principales :

1° L'état d'intégrité ou d'altération des cellules hépatiques ; 2° l'activité plus ou moins grande de la circulation hépatique ; l'état du rein étant, du reste, parfaitement sain. Murchison est arrivé au même résultat. Nous ne prétendons pas entreprendre·ici de discuter la question du rôle du foie dans la désassimilation des matières protéiques dont l'urée est le résultat. Nous nous contenterons d'exposer les conclusions qu'ont tirées de leurs observations le professeur Brouardel et Murchison. Les variations de l'urée sont en rapport avec le degré d'altération ou d'intégrité des cellules hépatiques ; c'est là un fait des plus importants et qui peut contribuer pour beaucoup à éclairer la symptomatologie, souvent si obscure des maladies du foie. Pour ce qui est des abcès du foie les résultats obtenus par les différents auteurs que cite M. Brouardel ne sont pas toujours les mêmes. Parkes, qui a examiné les urines dans un certain nombre de cas d'abcès du foie dans l'Inde, a trouvé que dans quelques-uns il y avait abondance d'urée, tandis que dans d'autres il y en avait à peine et même parfois pas du tout. La cause de cette différence a paru être dans le plus ou moins d'intensité de la suppuration. Ces observations étaient faites depuis trente ans, lorsqu'en 1871, le même auteur (1) rapporte une observation très détaillée où on mesura attentivement la quantité d'azote ingérée et la quantité d'urée éliminée par les urines ; on trouva une diminution considérable de l'urée : il y avait 210 gr. d'azote qu'on ne retrouvait pas. Cette rétention de 210 gr. d'azote mon-

1. Parkes. *The Lancet*, 1871, avril.

trerait ou que les cellules du pus s'en emparaient, ou que la cessation de l'action propre des cellules hépatiques empêchait la production de l'urée ; et cette dernière hypothèse était la plus probable puisque, plus tard, après chaque ponction, les cellules hépatiques et les vaisseaux étant moins comprimés, l'urée augmentait considérablement ; et cependant, après chaque ponction il se faisait un développement plus rapide des cellules du pus. A propos de la fièvre intermittente hépatique nous avons déjà parlé des observations de Regnard sur la diminution de l'urée dans ces accès de fièvre hépatique. M. Brouardel cite une observation que nous donnons ici (obs. XXIII), d'abcès du foie volumineux où les urines furent examinées. On trouva quelques traces de matière colorante de la bile, pas d'albumine ni de sucre, et pour une quantité de 800 gr. d'urine en 24 heures, 8 gr. 205 d'urée. 8 jours après on trouve 600 gr. d'urine et 9 gr. 925 d'urée.

Il résulte clairement de ces faits, dit Murchison, comme le soutient Meissner, que l'atrophie et la destruction du tissu hépatique sont accompagnées d'une diminution frappante dans la formation de l'urée. M. le Dr Cyr qui a traduit la dernière édition des leçons de cliniques de Murchison, fait remarquer, dans ses notes, que le plus grand nombre de ces observations ont été prises à l'hôpital, sur des individus souffrant déjà depuis plus ou moins longtemps, la plupart alités, ou ne se livrant à aucun exercice, chez lesquels, par conséquent, l'appétit et les fonctions digestives étaient assez languissantes et soumis à la diète ou à peu près, ou à un régime d'hôpital peu propre à éveiller l'appétit.

Quoi d'étonnant alors que ces gens-là n'éliminent que 10, 8, 6 grammes d'urée par jour ; du reste, il faut aussi tenir compte des différences individuelles de la constitution, du climat, de la saison, de la classe à laquelle appartiennent les malades. M. le Dr Kelsch (1), dont les travaux sur le foie sont si appréciés, a tout récemment repris cette question dans une série d'articles publiés dans le *Progrès médical* à la fin de l'année dernière. Après avoir exposé les conclusions du mémoire de M. le professeur Brouardel, il donne les résultats auxquels l'ont conduit ses observations personnelles, faites en Algérie, résultats qui ne cadrent pas avec les conclusions du savant professeur de Paris. C'est ainsi que dans une observation qu'il relate, où il s'agit d'une hépatite aiguë sans suppuration, où il y avait tous les signes d'une hypérémie phlegmasique du foie, il nota pendant plusieurs jours un abaissement du chiffre de l'urée. Et pourtant, si, comme le dit Parker, cité dans le mémoire de M. Brouardel (page 45), lorsque le foie ne suppure pas, qu'il est tuméfié, congestionné, l'activité des cellules s'accroît et la quantité d'urée éliminée augmente, on aurait dû, dans ce cas, observer une augmentation, et c'est le contraire qui est arrivé. Il est bien plus rationnel, ajoute M. Kelsch, de faire intervenir ici un autre facteur, le régime très sévère pendant la période congestive; il a été augmenté ensuite progressivement à partir du moment où la tuméfaction a commencé à rétrocéder. Les changements dans la production de l'urée concordent avec le changement dans l'alimentation.

1. *Des affections du foie en Algérie et des variations de l'urée* par Kelsch, agrégé du Val-de-Grâce. *Prog. méd.* 1880.

Le même auteur cite une observation d'hépatite suppurée où il y eut diminution et diminution progressive de
l'urée, en même temps qu'il y avait destruction progressive
du parenchyme hépatique, cette observation est en rapport
avec les conclusions de M. Brouardel. Pourtant M. Kelsch
n'admet pas qu'il y ait entre ces deux faits, diminution
de l'urée, et destruction du tissu hépatique, une relation
causale. Pour lui, il faut faire intervenir l'altération du
tube digestif et l'état de mauvaise nutrition de l'organisme.
Dans toutes les cachexies le chiffre de l'urée est descendu
aussi bas ; et il ajoute : « Si la déchéance des fonctions
« nutritives est par elle-même capable de ramener le taux
« journalier de l'urée à une moyenne de 8 gr., ne sommes-
« nous pas fondés d'imputer cette diminution de l'uru-
« poïese, non pas à la destruction progressive du foie, mais
« au ralentissement graduel de la nutrition générale. »
Malgré cet argument de M. Kelsch, il nous semble difficile
d'admettre que, lorsque il y a destruction considérable du
parenchyme du foie, comme cela se produit souvent, il n'y
ait pas lieu d'attribuer à cette destruction la diminution du
taux de l'urée. L'alimentation et la nutrition peuvent certainement avoir une influence et contribuer pour leur part
à cette diminution, mais il nous paraît plus rationnel d'en
faire remonter l'origine principale à la destruction des cellules hépatiques comme le fait M. le professeur Brouardel.
Il est seulement à regretter que l'examen des urines n'ait
pas été fait plus souvent dans les cas d'abcès du foie. C'est
un fait sur lequel il est bon d'attirer l'attention des observateurs. Malheureusement l'incertitude même du diagnostic
de la véritable lésion, surtout dans nos climats, fait que

l'on ne songe pas toujours à faire un examen complet des urines, comme on pourrait le faire si le diagnostic était certain. Quoi qu'il en soit, le fait de la diminution du taux de l'urée dans le cours d'abcès hépatique, existe et pourra être utilement mis à profit dans les cas douteux. C'est ce qui nous a engagé à donner ici un plus grand développement à cette question.

Troubles digestifs. — Les accidents du côté du tube digestif sont ceux qui manquent le moins souvent. Nous avons suffisamment parlé de la dysenterie, à propos de la pathogénie des abcès du foie. Nous avons vu que, considérée par un grand nombre d'auteurs comme la cause de l'hépatite suppurée, elle n'était pour d'autres qu'un phénomène concomitant ou une conséquence de l'hépatite.

Il est en effet des cas où le flux intestinal doit être considéré comme une complication de la suppuration hépatique. On observe souvent une diarrhée sans dysenterie ; c'est celle que l'on observe le plus fréquemment dans nos climats. C'est une diarrhée extrêmement opiniâtre, sans ténesme, quelquefois les selles sont sanguinolentes. Mais ce symptôme n'est pas constant. Il n'est pas rare d'observer soit une diarrhée alternant avec de la constipation, comme dans l'observation X, soit une constipation opiniâtre, comme dans les observations XX et XXI. La constipation a été du reste signalée comme un symptôme assez fréquent dans le cours de l'hépatite suppurée, surtout dans nos climats. D'autres fois on n'observe ni diarrhée ni constipation, et les selles sont normales ; ce n'est, dans ces cas, qu'à la période ultime que survient la diarrhée qui alors peut être assimilée à celle qui se montre dans la dernière période des cachexies. Les troubles gastriques fréquents dans l'hépatite simple, dont ils marquent souvent le début, s'atténuent en général, lorsque la suppuration s'est établie. L'inappétence est presque la règle au début de l'hépatite. Il n'est pas rare au contraire de voir des malades porteurs d'une vaste collection purulente dans le foie conserver leur appétit ordinaire. Les vomissements phénomènes de début, peuvent aussi se montrer lorsque l'hépatite est arrivée à suppuration. Nous les voyons indiqués dans les observations VII et XX. Quand ils surviennent à la période ultime comme dans l'observation III, ils peuvent être attribués à une péritonite soit locale, soit générale. D'après certains auteurs ils seraient surtout fréquents lorsque l'abcès siège au voisinage de l'estomac. D'après Rouis le sentiment d'oppression qui survient quelquefois après le repas, et les vomissements seraient dûs à la compression de l'estomac par la tumeur du foie. C'est un fait assez rare. Le malade de l'observation XXVIII présentait une tumeur au creux épigastrique, paraissant tellement liée à l'estomac que malgré l'absence de vomissements, on diagnostiqua un cancer de cet organe. A l'autopsie on trouva l'estomac complètement refoulé contre la colonne vertébrale par un abcès du foie. Quelquefois pourtant les vomissements sont le seul phénomène apparent ; comme dans l'observation de Budd, citée par M. Rendu, page 54 ; c'était un marin qui revenant de Calcutta en Angleterre fut pris de vomissements incoercibles ; on diagnostiqua une gastro-entérite ; la douleur siégeait à l'épigastre, et les aliments étaient rejetés aussitôt après leur ingestion, or à l'autopsie l'estomac fut trouvé sain, mais il existait un abcès du foie qui n'avait pas été soupçonné.

Quand l'abcès siège dans la profondeur du parenchyme, les vomissements font presque toujours défaut.

La langue est généralement couverte d'un enduit gris ou jaunâtre. D'après Annesley la saillie faite par les papilles rouges au-dessus de l'enduit gris de la langue, qui plus tard devient brun ou d'un rouge brique, formerait un signe précieux de l'hépatite commençante. Mais cette opinion n'est pas confirmée par les médecins français et notamment par Haspel qui n'a jamais observé ce fait. L'existence d'une salivation critique signalée par Portal, Frank, n'est pas mieux prouvée (Frérichs).

La péritonite peut survenir dans le cours de l'abcès hépatique. Tantôt, et c'est le cas le plus fréquent, elle est purement locale et bornée à une inflammation du péritoine hépatique. Elle peut alors passer inaperçue, ou si elle se termine par la formation d'adhérences donner lieu au frottement que nous avons déjà signalé. Plus rarement, elle est générale ; quand il y a issue du pus dans le péritoine, la péritonite suit une marche subaiguë et est promptement mortelle. L'ascite est rare. Nous ne l'avons observée qu'une seule fois dans un cas d'abcès très volumineux, ayant amené un développement énorme du foie.

Troubles de la respiration. — Ils sont dus, soit au point de côté hépatique. soit à l'augmentation du volume du foie, soit à la propagation de l'inflammation à la plèvre ou au poumon, ou à la pénétration du pus dans l'un de ces organes. Quand la douleur hépatique est violente, on voit les malades, de peur de l'exaspérer par les mouvements respiratoires, faire des inspirations courtes, rapides : c'est une dyspnée voulue, pour ainsi dire : d'autre part

la douleur paralyse l'action du diaphragme, et on observe
la respiration costale supérieure. Mais la véritable dyspnée
se montre quand, l'abcès étant superficiel, détermine une
perihépatite, laquelle finit par amener, par propagation,
une irritation de la plèvre diaphragmatique. C'est alors que
survient cette gêne respiratoire caractérisée par une respiration courte, fréquente, incomplète, alors peut survenir aussi
une petite toux sèche, rare : *tussis arida, sicca, molesta
quidem, sed rara*, comme l'avait décrite Hippocrate.

Ces deux symptômes, dyspnée et toux, n'ont pas une
valeur clinique égale dans tous les cas. Dans certaines
circonstances ils pourront être les indices, soit d'une congestion de la base du poumon droit, soit d'une pleurésie
diaphragmatique. D'autres fois ils existeront alors que l'exploration thoracique ne révélera aucune lésion. Dans ces
cas, il faut bien admettre, dit M. Rendu, que la toux est
d'origine réflexe et qu'elle provient de l'irritation causée
par la lésion hépatique. Lorsque ce symptôme existe, il a
une grande valeur et peut faire soupçonner, sinon affirmer,
une lésion hépatique. Mais comme il est souvent le seul
phénomène marquant, l'hépatite ne se révélant par aucun
autre signe local ou général, il est cause de fréquentes
erreurs de diagnostic. Pour Dutrouleau la dyspnée persis-
tante serait un signe certain de suppuration du foie. Il
peut en être ainsi dans les pays chauds où l'hépatite suppurée est si commune qu'il est naturel qu'on y songe de
suite de préférence à une autre affection. Mais dans nos
climats pour qu'on puisse affirmer une suppuration du
foie, il faut d'autres signes, et la seule dyspnée, loin d'attirer l'attention sur la véritable lésion, est bien plutôt faite

pour l'en éloigner. En outre la dyspnée et la toux manquent dans bien des cas. Quand le foie est très augmenté de volume, il est fréquent de voir la dilatation se produire du côté de la cavité thoracique, le diaphragme est soulevé et le poumon se trouve refoulé, comprimé ; de là, gêne respiratoire dont il est nécessaire de ne pas oublier l'origine. « Il est important de ne pas négliger cette circonstance (le refoulement du foie dans la cavité thoracique), dit M. Bouillaud, quand on veut se rendre compte de l'oppression que l'on remarque dans les cas que nous examinons ; sans cela on pourrait rapporter l'oppression à une autre cause ; et l'on serait d'autant plus porté à croire à l'existence d'une affection thoracique, que le son est mat à la partie inférieure du poumon droit, tandis que la respiration est puérile à la partie supérieure du même côté (1). »

Mais les accidents les plus graves et peut-être aussi les plus fréquents, sont ceux qui sont dus à la propagation de l'inflammation à la plèvre et au poumon et à la pénétration du pus dans ces organes. Alors surviennent des symptômes de pneumonie, de pleurésie, de pleuro-pneumonie, une expectoration purulente abondante, qui impriment à la maladie une marche toute différente. Ce sont ces symptômes qu'il est nécessaire de bien analyser pour les apprécier suivant leur valeur, car il est fréquent de les voir dominer la scène, tout phénomène hépatique restant dans l'ombre. Nous y reviendrons en traitant de la marche et de la terminaison de l'abcès du foie.

---

1. Bouillaud. Arch. gén. méd. 1876.

Troubles de la circulation. — Les hémorrhagies sont un symptôme fréquent dans les maladies du foie. Galien indiquait l'épistaxis de la narine droite comme symptôme d'un état morbide du foie ; Portal regardait les hémorrhagies intestinales comme l'indice fréquent d'un trouble fonctionnel (1). Monneret (2) attribue une importance considérable à ce symptôme dans les maladies du foie. Les congestions hépatiques, l'ictère grave, la cirrhose, sont très souvent accompagnés d'hémorrhagies, épistaxis, hémoptysies, entérorrhagies. Mais pour ce qui est de l'hépatite suppurée, la question est loin d'être bien connue encore. Les évacuations de sang par les selles étaient, pour Galien, un effet très ordinaire du phlegmon du foie. Pour Monneret, l'hémorrhagie intestinale survenant dans la dysenterie avec hépatique indiquerait la lésion du foie. Mais il est évident qu'il faut tenir compte ici de l'ulcération intestinale. Les faits où l'hémorrhagie a été signalée comme complication des abcès du foie sont très rares. Le professeur Oppolzer (3), de Vienne, communiqua à la Société de médecine de Vienne, l'observation d'une femme qui eut après son accouchement, une hémorrhagie qui dura cinq jours et chez laquelle on constata l'existence d'un abcès du foie.

Le malade de notre observation IV présenta au début de sa maladie des hémoptysies abondantes dont on ne trouve pas la cause dans les signes stéthoscopiques du poumon. Un mois après il fut pris de vomique hépatique. Ces faits

1. Rendu, art. *Foie, in Dict. ency.*, p. 693.
2. Monneret, *Des hémorrhagies produites par les maladies du foie, in Arch. gén. méd.*, 1854.
3. *In Arch. gén. méd.*, 1854.

sont loin d'être bien concluants, et l'hémorrhagie coïncidant avec les abcès du foie ne nous paraît pas suffisamment connue pour qu'on en puisse faire un symptôme important.

Troubles nerveux. — Ils sont rares avant la dernière période. La céphalalgie est quelquefois assez vive dans les premiers jours. Mais l'agitation pendant le sommeil, les rêvasseries coïncident avec l'origine du travail pyogénique chez un huitième des malades (Rouis). La somnolence, l'adynamie, la stupeur apparaissent aux approches de la suppuration. Cet état peut cesser souvent, pour ne reparaître qu'à la dernière période. Le délire est rare; quant il existe il est calme ; le plus souvent les malades conservent jusqu'au dernier moment leurs facultés intellectuelles. On a même signalé, et nous avons eu l'occasion d'observer ce fait deux ou trois fois, que certains malades, malgré les désordres si grands que présente leur organisme, conservent leur quiétude, et sont loin de s'inquiéter sur leur état, et cela jusqu'au dernier moment.

CHAPITRE III

Rien n'est plus difficile que de décrire la marche des abcès du foie ; il est peu de maladies, en effet, qui affectent plus souvent des formes si anormales, si irrégulières. C'est dans nos climats surtout que ces formes éloignées du type normal se montrent le plus souvent ; les observations que nous citons, presque toutes recueillies eu France, en sont une preuve. Il est bien rare que l'on retrouve dans la marche de l'hépatite suppurée tous les symptômes que nous avons décrits. Voici à ce sujet les résultats obtenus par Rouis sur la fréquence des symptômes de l'abcès du foie : sur 100 cas les signes cliniques étaient complets 8 fois, incomplets 79 fois, 13 fois la maladie resta complètement à l'état latent. Le mode de début peut être aussi des plus variables ; sur 149 cas observés par l'auteur que nous venons de citer, 80 présentèrent d'abord les symptômes de la dysenterie, 14 ceux du catarrhe gastrique ou gastro-entérique, 1 celui d'une gastralgie, 3 cas affectèrent la forme d'une fièvre intermittente irrégulière, 5 autres demeurèrent tout à fait latents, 21 fois on put constater les symptômes d'une hépatite aiguë simple ou compliquée de dysenterie, 17 fois on observa ceux de l'hépatite subaiguë ou chronique joints à la dysentérie. Dans nos climats il est rare qu'on ait à observer les débuts de la maladie ; les observations publiées ont trait le plus souvent à des

malades d'hôpital, lesquels ne viennent réclamer des soins
que lorsqu'ils sont déjà arrivés à une période avancée de
la maladie, et les renseignements que l'on peut obtenir
d'eux sont souvent bien obscurs.

Quel que soit le mode de début, la maladie peut être considérée comme constituée par trois périodes. Dans une première période, c'est l'hépatite aiguë, subaiguë ou chronique. L'hépatite aiguë peut arriver rapidement à la suppuration et alors la première phase est de courte durée ; dans
d'autres cas l'hépatite passe à l'état chronique et peut
durer ainsi plus ou moins longtemps avant que la suppuration ne se montre. C'est l'établissement de la suppuration
qui marque la seconde période. Là aussi deux cas peuvent
se présenter, ou bien l'abcès une fois formé suivra une
marche rapide et la terminaison sera prompte ; ou bien, et
c'est le cas le plus fréquent, l'abcès pourra demeurer à
l'état latent, sans amener de grands désordres, jusqu'au
jour où sous une influence quelconque les phénomènes
aigus se réveilleront et termineront la scène ; d'autres fois
sans affecter une marche aiguë, l'abcès une fois constitué
pourra continuer son évolution lentement, sourdement,
occasionnant des troubles et des accidents souvent peu
intenses, mais amenant un état de dépérissement graduel
dont la cause pourra rester incertaine si le pus reste renfermé dans l'intérieur de l'organe.

La troisième période est marquée par l'issue du pus à
l'extérieur. C'est cette phase que nous allons étudier maintenant en décrivant les différents modes de terminaison de
l'abcès hépatique.

L'hépatite aiguë ou chronique peut guérir alors que

le travail pyogénique n'est point commencé. Mais une fois que le pus est fait et collecté, peut-il y avoir résorption de ce pus et disparition de l'abcès? On a publié des observations dans lesquelles on trouva à l'autopsie d'individus morts de maladies communes des espèces de cicatrices étoilées que l'on a considérées comme des traces d'anciens abcès guéris. Mais comme le fait remarquer M. Gallard, ce sont là des rencontres fortuites faites dans des cas où l'on manquait de renseignements suffisants pour reconstituer l'histoire de la maladie. D'après cet auteur, ce que l'on a pris pour des cicatrices d'abcès guéris, n'était autre chose que ces dépressions fibreuses qui se rencontrent à la surface des foies syphilitiques.

Il peut se faire que l'abcès reste renfermé dans le parenchyme hépatique et que le malade soit emporté dans le cours de la seconde période, sans que le pus se soit fait jour à l'extérieur. Ces faits sont très fréquents. Beaucoup de malades, porteurs d'une vaste collection hépatique, n'en éprouvent que peu ou pas d'accidents, puis tout d'un coup surviennent des phénomènes adynamiques rapides, affaissement général et le malade est promptement enlevé sans que l'abcès se soit vidé.

Mais il n'en n'est pas toujours ainsi et le pus peut se faire jour au dehors par des voies différentes. D'après un tableau que donne M. Rendu dans son article sur les abcès du foie, plus de la moitié des cas, 55 pour cent, d'hépatite suppurée ne s'ouvrent pas à l'extérieur. Ceux qui s'éliminent par les organes voisins ont bien plus de tendance à se faire jour du côté de la cavité thoracique que du côté de l'abdomen. En effet, tandis que l'on compte une moyenne de

10,5 pour cent de cas ouverts dans les poumons, 5,5 pour cent dans la plèvre, on n'en compte que 3 pour cent ouverts dans le péritoine. Les autres modes de terminaison, ouverture dans l'estomac, l'intestin, le péricarde, etc., sont très rares. L'ouverture chirurgicale pratiquée à temps peut évidemment empêcher l'issue du pus dans le péritoine ou dans un organe voisin.

Examinons maintenant les phénomènes auxquels donnent lieu ces différents modes de terminaison.

1° L'abcès se fraye une voie à travers la paroi abdominale ou thoracique. L'ouverture peut se faire à travers un des espaces intercostaux, dans la région épigastrique, ou enfin, dans la région de l'hypochondre droit. En un de ces points on voit se former une tumeur qui augmente peu à peu de volume, devient rouge, fluctuante : la peau s'amincit et l'ouverture peut se faire spontanément, si l'art n'intervient pas. Il se forme des adhérences qui unissent la glande à la paroi abdominale, et c'est à travers ces adhérences que le pus se fait jour. C'est ce que nous avons observé chez notre jeune malade de l'observation II. On vit apparaître dans le creux épigastrique une tumeur qui grossit rapidement, prit l'aspect d'un abcès que l'on ponctionna avec l'aspirateur. D'autres fois la même chose se produit dans un espace intercostal. Dans tous les cas on remarque un œdème plus ou moins marqué des parties voisines du point où va se faire l'ouverture. Dans l'observation de M. Féréol, l'abcès avait formé une poche entre le diaphragme et le bord postérieur du foie, cette poche fut ponctionnée, puis incisée. Frerich fait remarquer à ce propos, que dans ces cas la tumeur présente souvent des pulsations qui sont communiquées par le cœur. Mais il peut arriver dans les cas où l'abcès a été diagnostiqué et a été suivi attentivement que l'on ne laisse pas la tumeur se former et que l'on n'intervienne pas par la ponction ou l'incision avant que le pus ne se soit fait jour à l'extérieur.

Quelquefois le pus se crée un chemin le long de la paroi abdominale pour venir former une tumeur en un point éloigné de la région hépatique, dans l'aisselle, dans la région lombaire, inguinale. Rouis cite un cas où le pus provenant du foie était sorti par l'ombilic après avoir pénétré entre les lames du ligament suspenseur. Mais ce sont là des faits tout à fait exceptionnels.

L'ouverture dans le péritoine est peu fréquente, 7 pour cent, d'après le tableau de M. Rendu. Dans ce cas le malade éprouve tout d'un coup une violente douleur dans l'hypochondre droit, s'irradiant dans tout l'abdomen ; puis surviennent les signes d'une péritonite suraiguë, et le malade meurt en quelques heures, ou en deux ou trois jours, comme dans notre observation III. Mais il est rare qu'il se produise ainsi une péritonite générale. Souvent il se forme une inflammation partielle, et grâce aux adhérences qui se sont établies depuis longtemps, il se produit une péritonite enkystée, un foyer purulent qui peut se vider à l'extérieur, en s'ouvrant directement à un point quelconque de l'abdomen. Généralement ces sortes de foyers purulents finissent par amener la mort du malade par épuisement ; on ne les a jamais vus s'ouvrir une issue dans l'intestin, la vessie, et comme cela arrive souvent dans certains épanchements enkystés du péritoine.

A côté de cette péritonite par perforation de l'abcès, il

peut s'en produire une par propagation de l'inflammation
du foie au péritoine ; péritonite qui, quelquefois, à marche
latente et insidieuse, peut être dans d'autres cas aiguë et
amener rapidement la mort.

2° L'abcès hépatique peut s'ouvrir dans la cavité de l'abdomen sans pourtant que le pus s'épanche dans le péritoine.
Le voisinage du colon transverse avec le foie est une circonstance favorable pour l'évacuation du pus par cette voie.
Ce mode d'évacuation, dû à des adhérences établies entre
les deux viscères, est annoncé par une abondante évacuation du pus par les selles. Les signes d'après lesquels on
peut reconnaître que l'abcès va se vider par cette voie sont
assez difficiles à établir. Quelquefois le malade éprouve
quelques coliques, d'autres fois rien ne fait prévoir cette terminaison qui est souvent marquée par une douleur violente, suivie d'une détente générale et de l'évacuation du
pus par les selles. Ce dernier symptôme est le seul certain
de l'irruption du pus dans l'intestin, ou du moins dans le
colon. Car si l'ouverture se fait dans l'intestin grêle, dans le
duodénum, par exemple, le pus se mélange intimement au
chyle et subit de telles transformations dans son trajet intestinal qu'il devient complètement méconnaissable (Rendu).

L'ouverture dans l'estomac a été notée par Rouis 5
fois ; dans 2 cas observés par Andral 1 seul s'ouvrit
par cette voie. Le symptôme principal est l'évacuation du
pus par les vomissements qui surviennent immédiatement
après. D'autres fois le pus est évacué par les selles et alors
il est impossible de se rendre compte de ce qui s'est passé.
On trouve dans les auteurs des cas d'ouverture d'abcès du
foie dans les voies biliaires, dans la vésicule, dans le rein

droit, dans le bassinet, dans ce cas le pus s'écoula avec les urines. Mais ces faits sont très rares et il suffit de les citer. Ouverture dans la veine cave (*Revue des sciences méd.* 1872).

3° Ouverture dans les bronches. — C'est un mode de terminaison fréquent. Cette ouverture a exclusivement lieu dans le cas d'un abcès du lobe hépatique droit vers les bronches du poumon sous lequel est situé ce lobe (Rouis). La marche de l'abcès vers le poumon est en général marquée par des signes qui la font aisément reconnaître. La douleur augmente, et avec elle la gêne respiratoire. Il se développe des symptômes de pleurésie diaphragmatique et de congestion de la base du poumon droit : matité, râles crépitants, dyspnée, toux, quelquefois crachats analogues aux crachats pneumoniques, coloration des pommettes ; quelquefois surviennent des hémoptysies (observ. IV). La fièvre peut manquer ou bien affecter une forme intermittente irrégulière. Tous les symptômes thoraciques vont en augmentant, et tout d'un coup survient une douleur très vive, suivie d'efforts de toux et d'une abondante expectoration épaisse mêlées de pus blanchâtre ou rougeâtre. Quelquefois ces crachats sont mêlés à une sérosité sanguinolente ; on peut y voir du sang pur et des débris analogues à des fragments de tissu pulmonaire hépatisé, ou à des houppes villeuses (Rouis).

Ces crachats sont, le plus souvent, très abondants et se renouvellent à plusieurs reprises (obs. IV, V, VI), il s'établit alors une véritable vomique ; c'est surtout lorsqu'il se forme une communication directe entre l'abcès et une grosse bronche. Chez certains malades, cette vomique est procédée des phénomènes qui sont liés à l'explosion d'une vomique pleurale ; ils éprouvent un sentiment de plénitude, une douleur à la base de la poitrine, des nausées surviennent, et au milieu des efforts de vomissements, les malades rejettent des flots de pus. La quantité de pus ainsi expectorée peut être très considérable ; les vomissements durent plusieurs jours, avec des intervalles pendant lesquels l'expectoration est légère. Notre malade de l'observation IV, eut ainsi plusieurs poussées successives. Quelquefois, au bout d'un certain temps, les crachats ne contiennent plus que de la bile hépatique (Rouis). Dans certains cas, l'irruption du pus dans les bronches est précédée d'une horrible fétidité de l'haleine, généralement cette fétidité ne dure pas. Cette communication établie entre les bronches et l'abcès hépatique donne lieu à des signes cavitaires, à condition toutefois que la caverne soit superficielle. C'est ce que nous avons remarqué dans l'observation V. Dans l'observation IV il y eut seulement une matité absolue, avec souffle très fort et persistant. Quelquefois, les symptômes qui marquent cette évacuation du pus dans les bronches, peuvent être simultanés avec les symptômes du côté du foie ; de sorte que l'on pourrait croire que la suppuration s'établit en même temps et dans le poumon et dans le foie. Rouis cite une observation de Catteloup, dans laquelle il y avait un abcès du foie et un abcès du poumon, le diaphragme encore imperforé, quoique réduit à l'état d'une simple pellicule. Ces faits sont possibles mais, comme l'ajoute l'auteur que nous citons, dans la plupart des cas, l'abcès du foie s'est formé sourdement avant celui du poumon et les symptômes liés à son existence ont daté uniquement de l'époque à laquelle la destruction a envahi le diaphragme, laquelle époque précède à peine celle où le tissu du poumon commence à être atteint.

Cette terminaison de l'abcès du foie par ouverture dans les bronches peut être suivie de guérison et on en trouve de nombreuses observations dans les auteurs; mais souvent l'expectoration continue avec des rémissions; la présence de l'air altère le pus et le malade finit par succomber à cette longue suppuration et souvent à des phénomènes d'infection purulente.

4° L'ouverture dans la plèvre droite peut se faire aussi brusquement ou lentement. Souvent elle se fait sans déterminer les accidents et les phénomènes auxquels on pourrait s'attendre. Cette lenteur dans la production des accidents que doit amener la présence du pus dans la plèvre, provient évidemment de la manière dont se fait la perforation : car il est rare que la perforation se fasse brusquement tout de suite assez large pour donner passage à une grande quantité de pus. De plus, la présence de l'abcès dans le voisinage la plèvre détermine bien souvent une pleurésie diaphragmatique, souvent avec épanchement plus ou moins abondant. Cette pleurésie suit une marche chronique, sans produire de phénomènes aigus. Quand, dans ces condition, il se fait une pénétration du pus dans la cavité pleurale, si l'orifice est étroit, le pus ne pénétrera qu'en petite quantité et rien ne révélera la transformation opérée dans la plèvre. On sait en effet qu'il est souvent difficile de diagnostiquer une pleurésie purulente d'avec une pleurésie simple. Quand la perforation se fait brusquement, le malade éprouve une douleur déchirante et il n'est pas rare de voir survenir les signes d'une pleurésie aiguë promptement mortelle. Une fois introduit dans la cavité pleurale le pus peut encore se créer une issue, soit à travers un espace intercostal, soit à travers le poumon et les bronches. Il se forme un abcès pleural, qui, même alors que le pus a été évacué au dehors, continue à suppurer et entraîne la mort du malade.

La pénétration du pus dans le péricarde a été observée quoique ce fait soit très rare. Les symptômes auxquels elle donne lieu sont très obscurs. La mort survient rapidement par syncope.

Considérés au point de vue du pronostic ces divers modes de terminaison ne sont pas tous aussi favorables. Sur 283 cas d'abcès dont la terminaison put être observée par Rouis on compte 162 morts, 2 guérisons incomplètes, 39 guérisons. Sur ces 162 cas terminés par la mort, il y en eut 96 où la suppuration était restée circonscrite à l'intérieur du foie ; 17 où un certain nombre des abcès existants s'étaient ouverts, enfin 50 où la suppuration pouvait librement s'épancher hors du foie. Généralement les cas de mort sont plus fréquents, quand le pus ne trouve pas d'issue à l'extérieur. L'évacuation par l'intestin est certainement la plus favorable. L'ouverture par la paroi thoracique, spontanée ou chirurgicale, donne des cas de guérison, mais ils sont rares, la suppuration continuant et le malade étant souvent pris d'infection purulente. L'ouverture dans les bronches est plus favorable que l'ouverture dans la plèvre. Dans nos climats, la terminaison est le plus souvent fatale, quelle que soit la voie prise par le pus pour s'évacuer au dehors. Les cas où l'abcès est resté circonscrit dans l'intérieur du foie sont les plus fréquents. Dans nos observations nous donnons plusieurs modes de terminaison par les bronches, par la plèvre, dans le péritoine, la paroi abdominale.

La durée de la maladie est généralement longue. D'après les recherches de Rouis, elle serait, pour les cas suivis de mort, d'une moyenne de 110 jours quand il y a eu issue du pus à l'extérieur, de 70 jours quand le pus est resté dans le foie ; pour les cas suivis de guérison la durée moyenne est de 140 jours.

CHAPITRE IV

Le diagnostic des abcès du foie souvent difficile dans les pays chauds, où cette affection est pourtant fréquente, est encore bien plus entouré d'obscurités dans nos climats. Les éléments ne manquent pas, loin de là ; mais leur multiplicité n'est pas d'une grande utilité, puisqu'il est si rare de les rencontrer tous réunis et avec leurs caractères cliniques ordinaires. Les complications nombreuses auxquelles la suppuration du foie donne lieu, complications dont les symptômes sont généralement plus accusés que ceux de la lésion qui les produit, sont une cause d'erreur très fréquente. Au point de vue du diagnostic, nous pouvons ranger les abcès du foie en quatre groupes distincts. Dans le premier, nous plaçons les abcès à marche normale régulière, dont l'évolution n'est marquée par aucun symptôme anormal, et qu'il est facile de reconnaître. Au second groupe, appartiennent ces cas, qui sont loin d'être rares où l'abcès suit une marche absolument latente, ne révélant sa présence par aucun accident, par aucun signe appréciable. Les cas où la marche de la maladie, sans être latente, est irrégulière, anomale, où tel ou tel symptôme prédomine laissant les autres dans l'ombre, forment le troisième groupe. Enfin dans le quatrième, rentrent ces observations si nombreuses où l'abcès a été totalement méconnu pendant tout le temps de la

maladie, ou au moins pendant une grande partie, les symptômes thoraciques ou abdominaux ayant seuls dominé la
scène, soit qu'il existât réellement une affection concomitante d'un organe voisin, soit qu'aucune lésion n'ait existé
dans ces organes.

Après l'étude que nous avons faite des symptômes et de la
marche de la maladie, il ne nous reste pas beaucoup à dire
pour le diagnostic des abcès à marche normale et régulière.
La présence de ces symptômes, quand même ils ne seraient
pas au complet, suffira pour attirer l'attention du médecin
sur le foie et pour indiquer la lésion dont il est le siège.

Rouis cite une observation du Dr Mallet, médecin de
l'armée d'Afrique, où l'abcès du foie suivit une marche
tellement latente qu'il fut impossible d'en faire le diagnostic : un homme vient de faire sans fatigue trente lieues
d'étape ; à son arrivée il accuse un peu de fièvre, de diarrhée et meurt dans la nuit. A l'autopsie on trouve un vaste
abcès occupant tout le lobe droit du foie. Évidemment cet
abcès avait débuté depuis longtemps, et avait évolué silen-
cieusement, sans provoquer aucun symptôme assez marqué
pour attirer l'attention du malade. Et celui-ci avec une lésion aussi étendue avait pu sans fatigue faire ses trente
lieues de marche : « J'ai rencontré, dit Haspel, un cas de
ce genre chez un homme doué des apparences de la plus
parfaite santé ; un jour cet homme tombe dans les convul-
sions de l'agonie et meurt étouffé par un abcès énorme qui
avait débouché du foie dans la poitrine. » Un autre indi-
vidu, qui n'offrait aucun signe appréciable de maladie
prend part à une rixe où il est tué. A l'ouverture du corps
on trouve un abcès considérable dans le lobe droit du foie.

Dans ces conditions on comprend que le diagnostic soit impossible. Mais comment expliquer que des désordres si graves dans un organe comme le foie, puissent rester ainsi à l'état latent, sans produire aucun accident ?

Dans les cas où la maladie se révèle par des symptômes assez marqués pour attirer l'attention, mais où ces symptômes affectent une marche anormale et irrégulière, le diagnostic peut être fait, mais il est encore entouré de bien des difficultés. Si on a assisté au début de la maladie, si on a suivi son malade, on pourra arriver à préciser le siège et le genre de la lésion. Mais bien souvent on n'observe le malade que lorsque les phénomènes aigus se sont dissipés ; alors, surtout si l'on manque de renseignements exacts, l'embarras est grand. C'est ce qui s'est présenté dans notre observation I, et dans nombre d'autres où le diagnostic n'a pu être fait faute de signes suffisants, ou bien n'a été fait que plus tard, lorsque les phénomènes ont repris une certaine acuité.

Il est pourtant un symptôme qui a une grande importance clinique et qui peut, étant bien apprécié, mettre sur la voie du diagnostic. C'est la fièvre, avec ses accès intermittents, irréguliers, dont nous avons longuement parlé ailleurs. Si on se trouve en présence d'accès semblables, rebelles au sulfate de quinine, on peut être autorisé à penser à une suppuration du foie. C'est en effet un des symptômes qui se rencontrent le plus constamment. L'examen attentif des autres organes, en faisant constater leur état d'intégrité, empêchera des erreurs de diagnostic. Pourtant, dans certains cas de maladie concomitante, on pourra être conduit à regarder comme cause unique du mal cette maladie plus facilement accessible à l'investigation, et à négliger le foie. En somme, on ne saurait établir de règles fixes pour le diagnostic des abcès du foie à forme irrégulière. Une des causes d'erreurs les plus fréquentes, est la rareté de cette affection dans nos climats, qui fait que l'on songe plus volontiers à une autre affection qu'à celle-là.

Voyons maintenant quelles sont les maladies qui peuvent être confondues avec un abcès du foie. Ce sont le plus souvent des affections thoraciques. Mais ici il faut distinguer deux cas. Dans le premier, la lésion pulmonaire ou pleurale existe, soit comme complication de l'abcès du foie, soit comme maladie simplement concomitante ; dans le second cas, ce sont les symptômes propres à la tumeur hépatique qui font croire à une lésion thoracique qui n'existe pas.

Nous avons vu que les complications thoraciques de l'abcès du foie sont des plus fréquentes. Quand elles surviennent après que la lésion du foie a été constatée, il n'y a pas d'erreur possible. Mais bien souvent les symptômes thoraciques font exploision avant que tout signe local ait été remarqué ; ou bien, les phénomènes du côté du foie sont atténués et masqués par ceux plus violents, que provoque la propagation de l'inflammation au poumon ou à la plèvre.

La pleurésie, et surtout la pleurésie purulente, est de beaucoup la maladie qui en impose le plus souvent pour le diagnostic.

Notre observation XIX en est un exemple. Tous les signes d'une pleurésie purulente existent, sans que rien indique que le foie soit malade. On pratique l'empyème. A l'autopsie ou trouve deux abcès du foie dont l'un avait proéminé vers la cavité thoracique, et l'incision de l'empyème avait porté, non sur la plèvre, mais sur les parois de la cavité hépatique. Dans l'observation XXV l'erreur n'est commise qu'à moitié. On diagnostique bien un abcès hépatique, mais on le suppose ouvert dans la plèvre et l'on pratique l'incision, croyant ouvrir la séreuse. Là encore c'est l'abcès qui a refoulé le diaphragme et le poumon et qui a été incisé. Dans d'autres cas on diagnostique une pleurésie simple et en effet cette pleurésie existe, mais on laisse de côté la véritable lésion, l'abcès du foie. Dans notre observations II, au début les symptômes de pleurésie existent seuls, et ce n'est que lors de l'apparition d'une tumeur à l'épigastre, que l'on fait le diagnostic de la suppuration hépatique.

L'erreur ne peut-elle être évitée? Il faut tenir grand compte dans ces cas de ce qu'il y a d'anormal dans la production et la marche de la pleurésie. En effet il est rare qu'on ne constate pas en même temps que cette affection des troubles gastriques ou intestinaux qui peuvent mettre sur la voie du diagnostic ; là aussi les caractères de la fièvre ne doivent pas être négligés et peuvent être d'une grande utilité.

Un abcès du foie à marche aiguë peut déterminer des symptômes tels que l'on croit à une tuberculisation pulmonaire. Baudelocque (1) cite une observation de ce genre ; dans les observations XV et XVI aux phénomène thoraciques se joignent des phénomènes intestinaux : diarrhée, péritonite à marche insidieuse; on croit à une tuberculisation et à l'autopsie ou trouve un abcès du foie. Dans ces cas

1. Baudelocque. *az.* *Gméd.* Paris 1834. *Abcès du foie simulant une phthisie pulmonaire.*

l'erreur est d'autant plus possible que les accès de fièvre
du soir sont aussi le propre de la phthisie. Mais en général
ceux que l'on observe dans le cours de l'hépatite suppurée
sont plus irréguliers ; ils cessent quelquefois pendant
plusieurs jours, pour reprendre ensuite.

L'inflammation du foie se propageant au poumon peut y
déterminer des signes suffisants pour faire diagnostiquer
une pneumonie. Dans les deux observations d'Andral
XXVI et XXVII, il y a tous les signes d'une pneumonie et
d'une pleuro-pneumonie ; rien n'indique une lésion hépatique, le ventre est absolument indolent. A l'autopsie on
trouve des abcès dans le foie. L'erreur était impossible à
éviter. Pourtant même dans ces cas, la présence d'une col-
loration hépatique dans le foie, imprime à la marche de
la pneumonie des allures un peu anormales et irrégulières
qui peuvent éveiller l'attention.

L'abcès du foie à marche lente peut quelquefois affecter
la forme d'une tuberculose chronique comme dans un cas de
Ritchey, que rapporte M. Rendu.

Quand la maladie se révèle par des symptômes abdominaux accentués, tels que diarrhée, ballonnement du ventre,
sans que les signes locaux, douleur hépatique, gonflement
du foie soient bien appréciables, on peut très bien songer à
une fièvre typhoïde, d'autant que souvent à ces phénomènes intestinaux viennent se joindre des accidents pulmonai-
res ; le malade est affaissé, dans la stupeur ; tel est le cas
de notre observation IX où tout portait à croire à l'existence
d'une fièvre typhoïde. Ce n'est qu'à la fin de la maladie que
les symptômes du côté du foie se réveillant, on fut mis sur
la voie du diagnostic. M. Descroisiller rapporte un fait ana-

logue où le diagnostic vrai ne fut posé que lorsque au bout
de quinze jours l'ictère apparut (1).

D'après M. Rendu, quand l'hépatite ne s'accompagne ni
d'augmentation de volume, ni de douleur du foie, les difficultés sont très grandes et l'on peut être conduit à soupçonner parfois une affection profonde des reins. La faible
quantité des urines et la diminution considérable du taux
de l'urée sont faites pour confirmer l'erreur.

M. Rendu cite un cas de ce genre qu'il a observé dans
le service de M. Gubler, où les caractères de l'urine, très
fortement hémaphéïque, firent soupçonner le diagnostic qui
resta douteux pendant plus d'une semaine.

Nous avons dit, que dans bien des cas on trouverait un
bon élément de diagnostic dans la présence des accès
fébriles irréguliers, venant le soir. Mais, comme le fait
remarquer M. Guéneau de Mussy, c'est un fait digne d'être
noté, que le foie et la rate qui sont habituellement congestionnés dans la fièvre intermittente, quand ils sont le siège
d'une inflammation, peuvent donner lieu à des accès
fébriles qui par leurs caractères et leur périodicité ressem-
blent aux accès de fièvre palustre. Alors on peut être conduit à croire à une fièvre paludéenne, et si les accès sont
irréguliers, à une fièvre pernicieuse, comme dans l'observation XVIII. C'est dans ces cas là que l'on pourra mettre
à profit les observations de M. Regnard sur la diminution
de l'urée au moment des accès. Quand, ce qui est fréquent,
des accès de fièvre intermittente légitime viennent se joindre
à l'hépatite suppurée, le diagnostic sera des plus difficiles

1. *Bulletin Société anatom.* 1861.

si les symptômes hépatiques ne sont pas suffisamment
accusés.

Dans l'observation XXVIII, l'abcès du foie est méconnu,
et on diagnostique un cancer dans l'estomac. Certes l'erreur
était possible. La tumeur siégeait à l'épigastre, le foie
n'était pas augmenté de volume, le malade avait un facies
cancéreux ; enfin tous les phénomènes observés concou-
raient tellement à faire admettre un cancer de l'estomac,
que ce diagnostic porté d'abord par M. Béhier est confirmé
par un jury de concours et par le candidat.

On a pu confondre un abcès du foie avec un abcès de la
paroi abdominale. C'est ici que la méthode préconisée par
Sachs (1) pourra donner de bons résultats. Voici comment
il pratique. Il enfonce une aiguille dans le point fluctuant,
en laissant une assez longue portion libre à l'extérieur ;
on observe alors ce qui se passe pendant les mouvements
respiratoires. Si l'aiguille suit ces mouvements c'est que la
collection purulente est intra-hépatique ; dans le cas contraire elle siège dans les parois.

Les tumeurs du pancréas, du duodénum, peuvent aussi
en imposer pour le diagnostic. Mais les tumeurs de ces
organes ont pour caractère important d'être soulevées par
les pulsations de l'aorte et de provoquer de l'ascite.

Nous ne faisons que citer les abcès par congestion, les
abcès intra-pelviens. Les abcès du rein droit peuvent être
cause d'une erreur opposée et faire croire à un abcès du
foie. M. Gallard, dans ses leçons cliniques sur l'hépatite
et les abcès du foie, en cite un exemple remarquable.
L'abcès était développé dans le rein droit et avait refoulé

1. *Gaz. hebd.* 1868. 14.

le foie tellement en bas et en avant que cet organe se trouvait aplati et très aminci ; la fluctuation se percevait très bien dans la région hépatique. On fit une ponction qui traversant le foie pénétra dans l'abcès du rein et donna issue à du pus. L'erreur ne fut reconnue qu'à l'autopsie. Elle était d'autant plus inévitable que l'autre rein étant parfaitement sain, les urines étaient normales.

On pourra encore croire à un abcès du foie, lorsque cet organe se trouvera refoulé en bas, par un épanchement pleurétique et surtout purulent, enkysté entre la base du poumon et la face supérieure du diaphragme. Portal, cité par Haspel, rapporte l'histoire d'un homme dont le poumon droit était le siège d'un vaste abcès. La cavité de la plèvre était remplie de sérosité. Le foie refoulé en bas formait une tumeur bien prononcée de l'hypochondre droit. Il y avait en même temps une teinte jaune de la peau. Dans ce cas l'erreur était possible.

D'après M. Guéneau de Mussy, il est possible de distinguer la saillie hépatique résultant d'une augmentation de volume de l'organe de celle qui dépend d'un refoulement par une tumeur quelconque située au-dessus.

Ce n'est pas à la percussion que l'on demandera des signes certains, car la matité de l'épanchement, surtout s'il est enkysté, peut se confondre avec la matité hépatique. Il faut recourir à un signe qui résulte des modifications dans le diamètre vertical de la poitrine. Si le diaphragme est repoussé en bas il entraînera avec lui les dernières côtes qui s'abaisseront et prendront une direction très oblique en bas, du côté malade. Si le foie est augmenté de volume les dernières côtes du côté droit seront portées en haut, deviendront horizontales, ou au moins leur obliquité descendante ne sera point exagérée.

L'abcès du foie peut encore être confondu avec des tumeurs propres à cet organe. Les hypertrophies du foie, hypérémies simples, ramollissement sans inflammation, (Rouis), cirrhose, sont rarement confondus et en tous cas l'erreur serait facile à éviter ou à modifier par la marche de la maladie.

Le cancer et le kyste hydatique du foie ont des caractères communs avec l'abcès et sont plus facilement des causes d'erreur. Quand le malade a un teint cachectique, en l'absence de commémoratif, le diagnostic pourra être hésitant. Le cancer donne lieu comme l'abcès, à une tumeur hépatique, à l'anorexie, au sentiment d'embarras gastrique et d'oppression dans l'hypochondre droit, à des douleurs vives et lancinantes, à des vomissements, etc. Rouis donne comme signe distinctif une tendance à la constipation dans le cancer. Mais nous avons vu que ce symptôme n'était pas rare dans l'abcès hépatique.

Le cancer détermine l'ascite bien plus souvent que l'abcès, de même que l'œdème des membres inférieurs ; il présente des bosselures très sensibles au palper. C'est là un bon signe distinctif. En outre les signes de suppuration manquent.

Les kystes hydatiques se distinguent par leur marche qui est plus lente, par l'absence de douleur, de fièvre, de trouble digestif. Si on était dans le doute, une ponction exploratrice avec l'aspirateur suffirait pour fixer le diagnostic. Pourtant un kyste hydatique suppuré pourrait donner lieu à des phénomènes analogues à ceux de l'abcès du foie.

Dans ce cas ce n'est que par une étude attentive des symptômes que l'on pourra arriver à éviter une erreur.

La distension de la vésicule biliaire peut donner lieu à une erreur de diagnostic et Rouis a insisté sur les signes qui aideront à distinguer cette affection, d'un abcès du foie. La tumeur formée par la vésicule est molle à toutes les périodes de son développement ; elle se forme rapidement, et présente dès le principe de la fluctuation ; elle n'est pas adhérente aux téguments. L'abcès du foie présente souvent des adhérences, son développement est lent, la tumeur n'est fluctuante que fort tard.

Diagnostic du siège de l'abcès.

Quand on a admis l'existence d'un abcès hépatique, il est quelquefois plus difficile d'en déterminer le siège. L'abcès du côté droit, s'il est superficiel surtout, sera facilement reconnu. Pourtant quand l'abcès est très volumineux, que le foie est très augmenté de volume, on pourra être embarrassé pour affirmer son siège. Ce sera surtout difficile pour les abcès de la face concave. Dans ce cas on observe des douleurs dans la région lombaire et la douleur de l'épaule manque le plus souvent, c'est aussi dans ces abcès que l'ictère serait le plus fréquent, d'après Dutrouleau. Une collection purulente occupant le centre de l'organe, il sera difficile d'en indiquer la situation exacte. Quand l'abcès siège dans le lobe de Spigel, par son voisinage avec l'estomac il occasionnerait des vomissements. Mais ce signe existe bien souvent dans les cas où l'abcès a un autre siège. En général ce n'est que par la marche de la maladie, et par ses complications que ce point du diagnostic pourra être mis en lumière.

CHAPITRE V

Nous ne parlerons pas ici du traitement de l'hépatite
aiguë ou chronique, mais seulement de celui de l'abcès du
foie qui en est le résultat. Cette question a été longuement
traitée par tous les auteurs et dans différents mémoires.
Nous ne ferons qu'indiquer ici les diverses méthodes mises
en usage jusqu'à ce jour, nous réservant d'insister un peu
plus longuement sur la méthode employée par les médecins
de l'Inde, et qui a été l'objet d'une communication très
intéressante de M. Rochard, à l'Académie de médecine, à
la fin de l'année dernière.

La première question qui se pose est celle-ci : à quel
moment le chirurgien est-il autorisé à intervenir ? Évidemment, quand la fluctuation est nettement perçue, que la
paroi abdominale est œdématiée, le doute n'est pas possible.
Mais on ne doit pas toujours attendre que la fluctuation
soit franchement appréciable ; il suffit que les fausses côtes
soient projetées en dehors, et que les espaces intercostaux
soient comblés pour que l'intervention chirurgicale soit
justifiée. (Frerichs).

En général, il est bon d'attendre la formation des adhérences. Mais, outre qu'il est souvent bien difficile de se
rendre compte de leur existence, cette temporisation peut
permettre au pus de s'ouvrir une voie, soit dans le péri-

toine, soit dans la plèvre. De, plus une condition de succès pour l'opération, est de donner issue de bonne heure au pus (Rouis).

Les méthodes employées pour donner issue au pus des abcès hépatiques sont nombreuses. Les unes consistent à s'assurer, avant l'opération, de la présence d'adhérences entre le foie et la paroi abdominale. Les autres ne se préoccupent pas de cette question et ouvrent de suite une voie au liquide purulent.

Dans le premier groupe, rentrent les procédés de Bégin et de Récamier. Bégin incisait les tissus jusqu'au péritoine inclusivement : on pansait ensuite à plat, l'appareil étant levé le troisième jour, on trouvait la poitrine et le foie adhérent à la paroi abdominale et on incisait le foie.

Ce procédé est applicable à la généralité des abcès faisant saillie sous la paroi abdominale. Mais lorsque l'abcès est profond il peut arriver que le foie ne vienne pas s'engager entre les lèvres de la plaie extérieure et dans ce cas l'incision du tissu hépatique serait très dangereuse. Graves avait modifié ce procédé, il ne comprenait pas le péritoine dans la première incision. La poche purulente soulèverait peu à peu le fond de la solution de continuité et finirait par se rompre. Ce procédé est complètement abandonné, il a tous les inconvénients du premier sans en avoir les avantages.

Le procédé de Récamier est jusqu'ici le plus généralement employé. Il consiste à provoquer des adhérences entre le foie et la paroi abdominale, au moyen d'un caustique à la pâte de Vienne, plusieurs fois appliqué sur le point correspondant au siège de l'abcès. On incise ensuite soit après la chute de l'eschare, soit sur l'eschare elle-même.

Cette méthode, plus sûre que celle de Bégin, est plus lente, il faut quelquefois quinze jours avant que les adhérences soient sûrement établies. Nous nous rappelons avoir observé un cas dans lequel, après plusieurs applications réitérées de pâte de Vienne, on crut pouvoir pratiquer l'incision, et il se trouva que le foie n'adhérait pas à la paroi abdominale.

Les méthodes qui consistent à opérer l'évacuation du pus sans provoquer les adhérences, sont la ponction simple au moyen d'un trocart, et l'aspiration avec les appareils de Potain et Dieulafoy. La première, employée par Cambay, consiste à ponctionner le foie dans le point où la tumeur fait saillie et à laisser la canule à demeure. Une inflammation adhésive se développe et on peut au bout de quelques jours substituer à la canule un tube à drainage.

M. Boinet, dans un mémoire cité dans l'article du *Dictionnaire encyclopédique*, dit que malgré le traumatisme que l'on fait subir au foie, cette méthode ne semble pas plus dangereuse que celles de Bégin ou de Récamier.

La ponction capillaire avec aspiration, employée dans plusieurs cas avec succès, est un très bon élément de diagnostic. Elle servira surtout à déterminer le siége exact de l'abcès et combinée ainsi avec les autres méthodes pourra être très utile. Comme méthode absolument curative, malgré quelques cas cités, un entre autres par M. Dieulafoy, il nous paraît difficile qu'elle puisse rendre de grands services dans un grand nombre de cas. En effet, l'aiguille étant d'un calibre assez ténu, est très souvent obstruée par

des grumeaux : ceux-ci ne peuvent pas être évacués et restent dans la cavité de l'abcès. Comme méthode d'exploration, c'est donc à l'aspiration que l'on doit avoir recours.
En effet, les expériences ont démontré que ces ponctions,
pratiquées avec un trocart fin, sont absolument inoffensives
pour le foie (*Thèse de Lavigerie*, Paris, 1876, observation
de M. Jaccoud. *Gaz. des hôp.* 1867).

Quelle que soit la méthode employée, le danger principal
est l'introduction de l'air dans la cavité de l'abcès. La suppuration continuant, altérée par le contact de l'air, les
malades finissent presque toujours par succomber. C'est
à ces divers inconvénients que M. le docteur Stromeyer
Little, médecin de l'hôpital de Shang-Haï, a tenté d'obvier,
en employant la méthode qu'il a communiquée à M. Rochard et dont ce dernier a donné une description à l'Académie de médecine. M. le Dr Little a eu l'occasion de traiter
23 abcès du foie dans ces dernières années. Les 20 premiers ont été ponctionnés à diverses reprises à l'aide de
l'appareil de Dieulafoy ou de Potain, ou traités par l'incision ; mais sans le concours de la méthode antiseptique,
tous les sujets ont succombé à l'exception d'un seul. C'est
en présence de ces accidents que M. Little se décida à em-
ployer la méthode suivante combinée au pansement de
Lister.

Cette méthode consiste à déterminer avec autant de pré-
cision que possible le siége de la collection purulente, et à
vérifier le diagnostic à l'aide de la ponction exploratrice,
puis à se servir de l'aiguille comme conducteur pour ouvrir
très largement l'abcès avec le bistouri, vider la cavité de
tout ce qu'elle renferme et prévenir les accidents consécu-

tifs par les injections antiseptiques, le drainage et le pansement de Lister.

Quand on a précisé le siège de l'abcès et qu'on l'a trouvé sur la face convexe du lobe droit, les points les plus favorables pour pratiquer la ponction exploratrice, sont le huitième et le neuvième espace intercostal, en se plaçant sur le trajet d'une ligne verticale abaissée du bord antérieur de l'aisselle. Quand on est assuré que la tumeur dépasse le rebord des fausses côtes, c'est au-dessous de ce rebord que l'on peut pratiquer la ponction. La région sur laquelle doit être faite l'opération est lavée avec soin avec de l'eau phéniquée. L'aiguille est trempée dans l'huile phéniquée. En un mot on s'entoure de toutes les précautions prescrites par Lister. Quand le pus a été évacué et les lavages faits, on introduit jusque dans les parties les plus profondes un tube à drainage du plus fort calibre, que l'on fixe au dehors à l'aide d'un fil de soie solide et que l'on coupe au ras de la plaie. Le pansement de Lister est ensuite appliqué, les lavages phéniqués doivent être répétés. Le pansement est maintenu au moyen d'une bande élastique qui forme deux circulaires, l'un en haut l'autre en bas, et ne gêne en rien le jeu de la cage thoracique. Le fait le plus remarquable est la disparition de la fièvre après l'opération et l'absence complète de toute réaction fébrile pendant les jours qui la suivent. La guérison a été obtenue en moins d'un mois dans les trois observations que cite M. Rochard et que nous donnons ici.

Comme on le voit ces trois opérations furent pratiquées sans que la question des adhérences soit intervenue. Comme ces trois guérisons survinrent après vingt insuccès dans des cas où le pansement de Lister ne fut pas appliqué, M. Little croit pouvoir attribuer à ce pansement les succès qu'il a obtenus. Du reste on peut dire que l'idée d'appliquer la méthode antiseptique au traitement des abcès du foie, ne date pas seulement de ces observations. Nous la voyons indiquer dans l'article de M. Rendu qui a traité toute cette question avec des développements considérables.

Certes des guérisons ont pu être observées après l'ouverture des abcès du foie, même en l'absence de tout pansement anticeptique. M. le professeur Depaul a cité à l'Académie, à propos de la communication de M. Rochard, l'observation d'un malade qu'il opéra, à bord d'un paquebot, par une large incision. La guérison eut lieu, bien que le pansement de Lister n'ait pas été appliqué.

Néanmoins nous croyons que l'on peut diminuer de beaucoup les chances de mort par septicémie et infection purulente grâce à l'emploi de cette méthode. Pour ce qui est de l'incision hâtive sans s'assurer de la présence des adhérences, les avis sont très partagés. Quelquefois ces adhérences ont pu se produire lorsqu'il s'est développé une périhépatite avec péritonite locale ; mais nous avons vu bien des fois à l'autopsie d'individus atteints de vastes et anciens abcès du foie, cet organe être complètement libre d'adhérences avec la paroi costo-abdominale. Dans ces conditions il nous semble que toute incision, faite sans qu'on ait provoqué une adhésion entre le foie et la paroi, eût été dangereuse. On a dit que dans certains cas lorsque le foie adhérait à l'abdomen, cette circonstance pouvait être un obstacle à la guérison, en empêchant la rétraction de l'organe à mesure que la cavité se vide et tend à diminuer. Cela est possible mais nous ne croyons pas que ce soit une raison suffisante pour éviter la production de ces adhérences et pour s'exposer à avoir une issue du pus dans le péritoine.

Les complications des abcès du foie exigent un traitement particulier et propre à chacune d'elles. L'ouverture dans la plèvre, dans le péritoine, dans les intestins donnerait lieu à des indications différentes sur lesquelles nous n'insisterons pas ici. Le traitement général à opposer à l'adynamie, aux accès fébriles consistera dans l'emploi de toniques, de reconstituants.

Observation I (personnelle)

Abcès du foie. — Face convexe. — Marche latente.

Chiabrera, ouvrier italien, âgé de 40 ans, entre le 18 août 1879 à l'hôpital de la Conception à Marseille. Service de M. le Dr Coste. Il est impossible d'obtenir des renseignements sur le malade. Les personnes qui l'accompagnent disent seulement qu'il a cessé de travailler depuis une quinzaine de jours. Le malade est sourd, et dans un état de torpeur complète. En procédant à son examen on provoque une douleur vive par la palpation de l'abdomen. Le foie est très augmenté de volume et très abaissé. On perçoit au niveau de sa face antérieure une crépitation analogue au bruit de cuir neuf. Il n'y a pas de tumeur appréciable. L'auscultation et la percussion de la poitrine révèlent une absence de tout bruit respiratoire en arrière et à droite, et une matité qui remonte jusqu'au niveau de l'épine de l'omoplate. A gauche quelques rares sibilants. Diarrhée abondante sans ténesme. Un peu d'ascite et d'œdème des membres inférieurs, teint jaune paille. Amaigrissement notable. Stupeur. En présences de ces symptômes, et en l'absence de tout renseignement, le diagnostic resta incertain entre un abcès du foie et un cancer de cet organe. Pendant le jour l'état resta stationnaire, le malade étant immobile dans le décubitus dorsal prenant à peine quelques aliments, exprimant seulement de la douleur quand on touchait son abdomen. Mort le 25 août.

L'autopsie est pratiquée le 26 à dix heures du matin. Toute la face supérieure du foie est détruite et remplacée par une vaste cavité contenant près de deux litres d'un liquide rougeâtre, épais, mêlé de débris de substance hépatique. La cavité n'était séparée du diaphragme et du péritoine que par une mince lame de tissu hépatique. Le diaphragme est très épaissi, et ne présente pas de perforation. On trouve un second abcès très volumineux, ne communiquant pas avec le premier, et siégeant dans la face antérieure, au niveau du bord tranchant.

Péritonite partielle, pas de trace de pleurésie, congestion pulmonaire à droite.

OBSERVATION II (personnelle)

Abcès du foie simulant à son début une fièvre typhoïde, et une pleurésie
à droite.

Joseph Dosseti, âgé de 18 ans, journalier, entre le 15 octobre 1877 à l'Hôtel-Dieu de Marseille, salle Saint-Joseph. Ce jeune homme, d'origine italienne, habite Marseille depuis quelques années, et n'a jamais eu de fièvres intermittentes, ni de dysenterie. Depuis quinze jours il se sent faible, se plaint de douleurs vagues à la région abdominale, de céphalalgie. A son entrée on constate les symptômes suivants :

La langue est rouge sur les bords, le ventre douloureux, la peau chaude, pas de diarrhée. Le malade répond mal aux questions qu'on lui pose et paraît dans un état d'affaissement notable. La fièvre est légère dans la journée, mais augmente le soir. On prescrit une potion au quinquina, et un léger purgatif. Le 18, le malade se plaint de suffocation. Il est pris d'une petite toux sèche qui le fatigue beaucoup.

L'examen de la poitrine révèle une matité complète dans le côté droit, remontant jusqu'au niveau de l'épine de l'omoplate, et dépassant en avant la ligne axillaire antérieure. A l'auscultation absence de bruit respiratoire et de souffle. Vésicatoire dans cette région. La fièvre est surtout forte le soir avec rémission très marquée le matin. Deux ou trois mois après survient dans la région épigastrique une douleur vive augmentée par la pression. En examinant cette région on constate une tumeur située dans le creux épigastrique, soulevant en ce point la paroi abdominale. Cette tumeur est lisse, unie, et paraît se continuer avec le foie, pourtant cet organe n'est pas augmenté de volume et la matité hépatique ne dépasse pas en bas les limites normales. Le 22, la tumeur faisait une saillie très notable, la peau était rouge, chaude, surtout au dessous du sternum. La fluctuation était assez nette et s'étendait jusque dans l'hypochondre droit. On pensa

alors à un abcès du foie et une ponction fut pratiquée avec l'aspirateur
de Potain. Elle donna issue à un liquide couleur lie de vin et contenant du pus. La quantité évacuée fut peu élevée, la canule du trocart étant facilement obstruée par des grumeaux purulents. On fit
alors des applications de pâte de Vienne et le 25, M. le Dr Coste pratiqua une incision qui donna issue à une grande quantité de liquide couleur chocolat, mêlé de débris rougeâtres et de fausses membranes. On
plaça un tube de caoutchouc dans la plaie qui continua à donner pendant plusieurs jours, issue à un liquide purulent assez abondant. Un
moment soulagé après l'opération, le malade ne tarda pas à tomber
dans une prostration complète. Le teint était jaune paille ; légère teinte
subictérique des sclérotiques ; fièvre très forte le soir, 127 pulsations,
température 40, subdélirium, revâsseries pendant la nuit. Mort le 30
à 5 heures du matin, dans le coma.

Autopsie. Pratiquée le 1er novembre. — On trouva un vaste abcès
de la face convexe du foie, occupant tout le lobe droit ; plusieurs
autres petits abcès sont disséminés dans l'épaisseur du parenchyme. La
paroi supérieure de l'abcès principal est formée par le diaphragme
épaissi ; pas de trace d'épanchement pleurétique, seulement le diaphragme a refoulé le poumon qui adhère à la plèvre diaphragmatique. L'estomac était refoulé à gauche. L'intestin ne présentait aucune
altération notable.

OBSERVATION III (personnelle).

Abcès du foie ouvert dans le péritoine. — Péritonite aiguë. — Mort.

Le nommé Bonni, âgé de 30 ans, vannier, né à Colmar, habitant
Marseille depuis 6 ans, entre le 15 octobre 1879 à l'hôpital de la
Conception, service de M. le Dr Coste.

Malade depuis quelques jours à peine. dit-il, il tousse beaucoup
et c'est ce qui l'amène à l'hôpital. Pas de maladie antérieure, autre
que des fièvres intermittentes, il y a une dizaine d'années. Ce malade
a le teint pâle, les conjonctives décolorées, peu de fièvre, pas de diarrhée. A l'auscultation râles sibilants dans les deux côtés de la poi-

trine. Au bout de quelques jours ces symptômes et la toux avaient presque disparu on constatait seulement un peu de congestion à la base du poumon droit. Tout d'un coup le malade fut pris d'une violente douleur dans la région hépatique ; cette douleur occupait l'hypochondre droit, s'exaspérait par la pression et par les efforts de toux. La palpation nous fait percevoir une tumeur assez volumineuse, arrondie, sans bosselure, dure, sans fluctuation manifeste. Le foie déborde les fausses côtes.

Le 24 octobre. — La douleur persiste. La voussure augmente. La tumeur se limite moins nettement. On remarque sur tout le corps une teinte subictérique. Le malade a eu quelques vomissements. Il a une fièvre légère qui augmente le soir avec des sueurs nocturnes très abondantes. Pas de frisson, pas de diarrhée. Abattement considérable. Le diagnostic d'abcès du foie est discuté et définitivement porté.

Le 26. — La prostration augmente. La fièvre est moins forte, mais les sueurs nocturnes continuent. La tumeur devient plus saillante, on perçoit de la fluctuation. Vomissements fréquents. Les jours suivants l'état du malade reste stationnaire. Les vomissements ont cessé. Le 29 on décide de pratiquer le lendemain une ponction, mais dans la soirée du 29 le malade est pris d'une douleur très vive, déchirant l'abdomen. Les vomissements reprennent très fréquents. Le ventre est extrêmement douloureux. Le pouls est petit, rapide, la peau recouverte d'une sueur froide. Le malade meurt dans la nuit. L'autopsie est pratiquée le 1er novembre à neuf heures du matin.

A l'ouverture de la paroi abdominale, il s'écoule une grande quantité de pus. La paroi abdominale est adhérente à l'intestin dont les anses sont réunies en masses, baignées de pus et couvertes de fausses membranes. Le petit bassin est rempli de pus. Au niveau de la partie moyenne de la face antérieure du lobe droit du foie, on trouve une cavité qui s'étend jusqu'au bord tranchant. Cette cavité à parois anfractueuses est limitée en avant par la paroi abdominale qui en formait la paroi antérieure. Tout autour de cette cavité le tissu du foie est détruit et remplacé par une substance grisâtre, dans une épaisseur de 30 à 40 centimètres. Il existe dans le reste de l'organe plusieurs

noyaux grisâtres analogues. L'examen des vaisseaux du foie est né-
gatif. L'intestin est complètement sain. Dans la plèvre droite un peu
de sérosité. Les poumons sont sains.

Observation IV (personnelle)

Abcès du foie ouvert dans les bronches : vomique hépatique.

Astrado, né à Marseille, âgé de 23 ans, marin, entre le 24 mai 1879
à l'hôpital de la Conception, à Marseille.

Malade depuis un mois et demi environ. Étant au service il eut il
y a deux ans une bronchite qui le retint un mois à l'hôpital militaire.
Peu après, étant à bord il fut saisi un jour d'une violente douleur
dans l'hypochondre droit, douleur qui se dissipa, sans accident aucun.
A part quelques malaises et quelques fatigues qu'il éprouvait de temps
en temps après un travail un peu forcé, cet homme eut une bonne
santé jusqu'au mois d'avril dernier. Il commença à tousser et à cra-
cher, puis survinrent une douleur dans le dos et à droite, de la dyspnée,
et finalement des crachements de sang abondants qui le décidèrent à
entrer à l'hôpital ; là il continua à tousser ; les vomissements de
sang se répétèrent plusieurs jours. Au 1er juillet, en prenant le service, voici ce que nous constatons. Pâleur générale de tout le corps,
décoloration des muqueuses. Il n'y a pas d'amaigrissement bien marqué. Les crachements de sang ont cessé depuis quinze jours. Mais
l'expectoration actuelle est constituée par un liquide purulent, mêlé de
sang ; cette expectoration est très abondante et le malade en remplit
une cuvette dans la journée. La dyspnée est très forte. A la palpation on constate en arrière et à droite, une voussure très marquée qui
descend assez bas, la mensuration donne une augmentation de 3
centimètres. En avant la palpation détermine un peu de douleur
dans la région hépatique, le foie déborde les fausses côtes. La percussion donne dans le thorax une matité absolue qui de la base du poumon remonte au dessus de l'épine de l'omoplate. La matité occupe
toute la région axillaire et ne s'arrête qu'au niveau de la ligne axil-

laire antérieure. A l'auscultation, le murmure vésiculaire ne s'entend plus. Souffle le long du bord externe du poumon. Malgré ces symptômes il n'y a pas de fièvre, et le malade mange avec appétit et ne vomit pas ; pas de diarrhée.

Pendant huit à dix jours l'expectoration reste purulente, mêlée de sang. La quantité de liquide évacué est considérable, et ce liquide a une coloration rougeâtre et un aspect phlegmoneux.

L'origine de cette vomique paraît devoir se rattacher à un abcès du foie qui se serait ouvert dans les bronches. La marche de l'hépatite suppurée a été lente, insidieuse, et ce n'est que lorsque le pus s'est fait jour par les bronches que les phénomènes ont pris un caractère plus franc.

Le 15 juillet. — L'expectoration cesse, mais le 20 survient une violente douleur au niveau des fausses côtes. Les crachats purulents reparaissent le 22 et la douleur disparaît, cet état ainsi dure jusqu'au 8 août. La matité est toujours aussi absolue. L'expectoration moins abondante, mais le malade s'affaiblit. Son facies devient terreux, la fièvre survient le soir, avec des sueurs nocturnes. Pourtant cet état général, après avoir inspiré des inquiétudes pendant quelques jours, s'améliore et le malade reprend des forces, l'appétit revient. Le souffle a disparu, l'expectoration est insignifiante. Le 1er septembre nouvelle poussée aiguë, fièvre très forte, abondante expectoration de pus sanguinolent, abattement, pas de diarrhée. Le 10 septembre les symptômes généraux s'amendent, l'expectoration seule conserve ses caractères. Le 25 le malade se croyant guéri veut sortir ; malgré nos observations.

Nous avons appris plus tard, qu'il était mort quinze jours après sa sortie de l'hôpital, sans pouvoir obtenir plus de renseignements.

OBSERVATION V (communiquée par M. le Dr d'Astros).

Abcès du foie. — Vomique hépatique.

André Jaubert, 54 ans, entre à l'Hôtel-Dieu de Marseille, salle Saint-Joseph le 15 février 1878.

Antécédents. — Avant 1877 cet homme n'a jamais été malade, si l'on excepte une fistule à l'anus dont il a été opéré en 1872.

En août et septembre 1877 il entra deux fois de suite à l'hôpital. Il dit avoir été atteint de rétention d'urine ; son billet de salle portait tantôt néphrite, tantôt gravelle. En octobre il fit un nouveau séjour à l'hôpital pour une diarrhée qui dura deux mois. En janvier de l'année suivante il fut pris d'un point de côté, dont, dit-il, il souffrait peu, pourtant, mais avait des frissons suivis de chaleur le soir, pas de troubles digestifs. Quand il entra dans nos salles le 15 février il fut pris de vomissements.

Le 24. — Ces vomissements durèrent trois quarts d'heure. C'était un liquide épais, grumeleux, couleur lie de vin. C'était par des efforts de toux que cette évacuation se produisait, la quantité de liquide expectoré s'éleva ce jour là à plus d'un litre

Le 25 et le 26. — L'expectoration continua, peu abondante. A l'auscultation, à droite, bruit de souffle au niveau de l'omoplate, le pouls est à 80°, respiration 19. Appétit bon. L'examen attentif de la poitrine donne les résultats suivants : percussion, à droite, la matité s'étend depuis la base jusqu'au-dessus de l'angle inférieur de l'omoplate, se limitant en dehors de la ligne axillaire. Absence de vibrations thoraciques. A l'auscultation, à gauche, quelques râles sibilants et muqueux, surtout à la base.

A droite, la respiration est supplémentaire au sommet. A la base, en dedans du bord spinal de l'omoplate, râles sous-crépitants, on entend quelquefois du tintement métallique, légère pectoriloquie, pas de souffle, de la ligne spinale à la ligne axillaire, absence complète de mercure vésiculaire et de tout bruit. En avant, respiration normale. La mensuration donne les mêmes chiffres à droite et à gauche. On crut à une vomique pleurale due à un abcès de la plèvre.

Les jours suivants, mêmes phénomènes thoraciques. Le malade rend de temps en temps par la toux des crachats couleur lie de vin foncés, teintés en rouge. Le 5 mars et les jours suivants un peu de chaleur et de fièvre, surtout le soir et continuant pendant la nuit. Vers le 10, les redoublements de fièvre, le soir, s'accentuent. Abondante transpiration nocturne, pouls 100°, à droite, dans la gouttière vertébrale souffle et bronchophonie. Quelques frissons. Les crachats sont rougeâtres. L'appétit est conservé.

Le 20. — Le malade veut sortir, mais rentre le 25 à l'hôpital de la Conception pour y mourir.

Autopsie. — Le poumon droit, le diaphragme et le foie sont adhérents et détachés en masse. A la face postérieure du lobe droit du foie existe un abcès mesurant 12 centimètres à peu près dans ses différents diamètres, à parois indurées, rempli de pus et de débris flottants.

Cet abcès fait une saillie du côté du poumon, il présente à son sommet une ouverture d'un centimètre, creusée dans le diaphragme, cette ouverture conduit dans une petite cavité pulmonaire, laquelle communique avec les bronches par un petit orifice de 3 à 4 millimètres. Tout autour de l'abcès le foie est induré dans une étendue de quelques centimètres. Le reste du tissu est noir, injecté de sang, un peu ramolli.

Le lobe gauche est sain. En deux points et au voisinage d'une paroi veineuse, nous trouvons deux petits abcès. En un autre point un petit kyste de 3 à 4 mm. contenant une substance pulvérulente, ocreuse.

Le diaphragme est très épaissi autour de la perforation, il en est de même de la plèvre diaphragmatique. Poumon hépatisé autour de la cavité pulmonaire.

Cœur. — Légères végétations sur la mitrale. Gros intestin, injection vasculaire. Quelques ulcérations qui deviennent de plus en plus nettes à mesure que l'on s'élève, trois autres sont très prononcées, à base taillée à pic dans le cœcum, non loin de la valvule. Reins congestionnés.

Observation VI (*in Marseille-Médical*, mars 1881).

Abcès du foie : ouverture dans le poumon droit et dans la cavité
pleurale droite.

Le nommé Ch... âgé de 44 ans, cultivateur, entre à l'hôpital de
la Conception en décembre 1880. Cet homme prétend n'avoir jamais
été malade auparavant ; il n'a jamais quitté la Provence où il est né.
Vers le milieu d'octobre il a été, dit-il, atteint d'une courbature avec
malaise général, perte d'appétit, digestions difficiles, un peu de fièvre,
pas de vomissements ni d'ictère. Depuis sa santé s'est altérée de plus
en plus profondément. Il avait des frissons le soir, puis une fièvre assez
forte avec abondantes sueurs. A son entrée ce malade présente un aspect
cachectique, teint pâle et blafard ; muqueuses décolorées, les forces
sont languissantes, l'appétit nul. Il y a des alternatives de diarrhée et
de constipation ; la diarrhée finit pourtant par dominer, toux légère,
dyspnée ; douleur peu vive dans l'hypochondre droit. Rien à l'auscultation ni à la percussion. Le foie n'est pas augmenté de volume. Le 15
survient un œdème des jambes qui finit par gagner tout le corps et la
face. L'examen des urines, plusieurs fois renouvelé, ne révèle rien d'a-
normal. Tout à coup le 20 janvier, à la visite du matin le malade at-
tire l'attention sur l'abondance extrême de ses crachats. Il évacue une
quantité énorme d'un liquide purulent mêlé de sang ; d'une odeur fétide, de coloration lie de vin. En même temps aggravation de tous les
symptômes concomitants. Toux violente, dyspnée intense. Seule la
position assise lui est possible. Un peu de matité, et quelques râles
sous-crépitants à la base du poumon droit. En présence de cette quantité
considérable de pus rendue subitement dans l'espace de quelques heures,
M. le docteur Roux pense à une vomique et soupçonne l'existence
d'un abcès du foie, ouvert dans les bronches. Trois jours après le malade succombait avec les signes d'une pleurésie aiguë venant aggraver
la situation première.

A l'autopsie, on trouve au niveau de la face convexe du lobe droit
du foie, à sa partie moyenne, une collection purulente, unique, du

volume d'une grosse orange, les parois ramollies et anfractueuses. Le liquide qu'elle contient est rougeâtre, d'odeur très fétide, toute la face convexe du foie est adhérente à la face inférieure du diaphragme, qui est détruit au niveau de la base du poumon droit adhérente également. Deux orifices de deux centimètres environ, font communiquer la base du poumon et la cavité hépatique. Le poumon droit, beaucoup diminué de volume, surtout dans le sens transversal, est refoulé vers la colonne vertébrale par un épanchement pleurétique, un litre et demi environ, d'un liquide séro-fibrineux limpide. A la base on trouve un peu de pus venant du foie ; on trouve en effet un petit orifice qui fait communiquer les deux cavités.

OBSERVATION VII

Communiquée par M. le Dr Monier, ancien interne des hôpitaux de
Marseille.
Abcès du foie à marche latente.

Le nommé Macadoni, âgé de 51 ans, journalier, entre à l'Hôtel-Dieu de Marseille le 6 décembre 1878. Pas de maladie antérieure, se plaint seulement d'une diarrhée qui dure depuis un mois et demi. Cet homme est dans un état de cachexie profonde : facies terreux, sans ictère. Il tousse un peu ; ne se plaint d'aucune douleur. Les selles sont fétides, liquides et sanguinolentes. Il dit avoir vomi avant son entrée à l'hôpital. La mort survient trois jours après son entrée dans les salles, avant qu'on ait pu porter un diagnostic certain. A l'autopsie on constate deux abcès dans le foie dont l'un siège à la partie supérieure, de la grosseur d'une orange, contenant une grande quantité de pus ; l'autre au niveau et à la gauche de la partie moyenne du ligament falciforme, coloration jaunâtre ; le pus n'est pas encore bien collecté, aucune communication avec le précédent. La vésicule biliaire contient trois calculs égaux : un étranglement au sommet, et au-dessus une dilatation du canal biliaire qui contient une vingtaine de calculs.

Le gros intestin présente des ulcérations éparses, la muqueuse est ramollie. L'orifice pylorique de l'estomac est très rétréci. La rate est très petite et pèse à peine 40 gr. Les reins sont sains. Le péricarde contient un peu de liquide. Les poumons sont congestionnés, rien dans les plèvres.

Observation VIII (Dr Moniér)

Abcès du foie à marche latente.

Le nommé Ch. âgé de 42 ans, entre à l'hôpital de la Conception, service de M. le Dr Roux. Cet homme se dit malade depuis une dizaine de jours. Il y a de la fièvre, une douleur à droite et en avant au dessous du mamelon : la face est rouge ; il y a de la toux, de la dyspnée. A l'auscultation, on constate à droite des râles sous-crépitants fins et du souffle, on crut à une pneumonie et un traitement approprié fut institué. Le malade n'accusait ni diarrhée, ni douleur dans l'abdomen. Mort trois jours après. A l'autopsie on trouve une pneumonie à droite ; le poumon droit adhérent au diaphragme qui le refoule un peu en haut. Le foie présentait un abcès volumineux siégeant à gauche du ligament suspenseur et refoulant le diaphragme, pas de trace de péritonite, pas d'ulcération dans l'intestin.

Observation IX

Communiquée par le Dr Arnaud, chef-interne de la Charité, à Marseille. Abcès du foie simulant une fièvre typhoïde et une pleurésie droite.

Guillemet, âgé de 28 ans, né à Bourg (Ain), menuisier, entre le 20 octobre 1880 à l'Hôtel-Dieu de Marseille. Cet homme qui n'a jamais quitté la France où il a toujours habité les départements du centre, n'est arrivé à Marseille que depuis deux mois. Aucune maladie antérieure, ni impaludisme, ni alcoolisme, ni syphilis. Quelques jours après son arrivée à Marseille il a été pris d'une affection fébrile qu'il caractérise assez mal. Il avait une fièvre assez forte pour l'obliger à garder le lit, et de la diarrhée, pas de frisson. Le début remonte à plus de trente jours avant l'entrée à l'hôpital.

Symptômes actuels. — Fièvre avec exacerbation vespérale, sans frisson. Sécheresse de la peau, sans ictère. Abattement général. La langue est blanche, large. La diarrhée persiste, sans ténesme ; les selles sont liquides et ne contiennent pas de sang. Gargouillement dans la fosse iliaque droite, ballonnement du ventre. Douleur spontanée, sourde, siégeant au niveau des dernières côtes du côté droit, s'irradiant au mamelon, s'exaspérant par la pression, pas d'irradiation dans l'épaule droite. L'exploration de la région hépatique ne permet pas de constater une augmentation de volume. Le foie ne déborde pas les fausses côtes.

Du côté de la poitrine, submatité en arrière et à la base du poumon droit, diminution des vibrations et du murmure vésiculaire. Le malade tousse, se plaint de dyspnée. En présence de ces symptômes, on pensa à une fièvre typhoïde avec pleurésie diaphragmatique concomitante. On hésita à admettre un abcès du foie, en raison du défaut d'augmentation de volume de l'organe, et de l'absence de causes étiologiques pouvant en expliquer la formation. Pourtant les phénomènes généraux s'aggravèrent rapidement, l'oppression devint considérable. La douleur du côté augmenta, et l'on vit se produire un œdème sous-cutané dans la région hépatique sans cependant que l'on pût constater un abaissement notable du foie. A ce moment l'idée d'abcès du foie fut de nouveau discutée et définitivement acceptée.

Le malade succomba le lendemain 24 octobre, quatre jours seulement après son entrée.

Autopsie. — Thorax : poumons congestionnés à leurs bases, pas de trace de pleurésie. Abdomen : le foie est dépassé par les fausses côtes ; mais tout le lobe droit est converti est un vaste abcès contenant plus d'un litre de pus granuleux de couleur lie de vin. Les parois sont formées par le tissu hépatique condensé.

On trouve des ulcérations disséminées dans le gros et le petit intestin. Pas de péritonite, même au niveau de l'abcès.

OBSERVATION X

(Communiquée par le Dr Arnaud).
Abcès du foie à marche latente, siégeant dans le lobe gauche. Pleurésie
aiguë à gauche.

Corrijon, terrassier, âgé de 67 ans, né dans l'Aveyron, entre à l'hôpital de] la Conception à Marseille, salle Sainte-Julie, n° 4, le 4 octobre 1879. Il entre pour une pneumonie gauche, qui évolue régulièrement. Au bout de huit jours bien que la pneumonie fût en résolution, la fièvre ne diminuait pas, et continua, même après la disparition complète des symptômes thoraciques. En même temps persiste une douleur sourde au creux épigastrique, l'appétit ne revient pas, et le ventre se ballonne considérablement. Il y a des alternatives de diarrhée et de constipation ; celle-ci domine cependant. Ces troubles font soupçonner une affection hépatique, il n'y a pas d'ictère, le météorisme rend l'exploration du foie difficile. Vers le 20 octobre apparaît un peu d'œdème des membres inférieurs. Le cœur est sain, les urines ne contiennent pas d'albumine. On crut pouvoir s'arrêter à l'idée d'une cirrhose, malgré l'absence de signes locaux du côté du foie que le météorisme empêchait d'explorer. Le malade accusait des excès alcooliques, pas de dysenterie ni d'impaludisme.

Le 28 octobre. — Survient une oppression considérable, avec cyanose de la face et des extrémités, pouls petit, très fréquent. Les battements du cœur ne s'entendent pas, dilatation de tout le côté gauche de la poitrine avec matité complète dans toute la hauteur du poumon jusqu'au-dessous de la clavicule. Absence de tout bruit respiratoire. L'œdème occupe les membres inférieurs et les parois abdominales. Les urines sont normales, le malade meurt le lendemain 29.

Autopsie le 30. — La plèvre gauche est pleine d'un liquide citrin, avec quelques fausses membranes. — La plèvre droite contient un peu de liquide.

Épanchement médiocre dans la cavité abdominale. Les intestins sont distendus par le gaz et ne présentent pas de lésions. Le foie est légèrement augmenté de volume. Tout le lobe gauche adhérent au diaphragme est converti en un abcès contenant environ 300 grammes de pus. Dans l'épaisseur du lobe droit existe un petit abcès isolé. Le reste du foie a conservé son aspect normal.

OBSERVATION XI

(Communiquée par M. le Dr Coste, médecin des hôpitaux de Marseille).
Énorme abcès du foie siégeant au milieu du lobe droit. Péritonite. Mort.

Le nommé Cerf, garçon boucher, âgé de 27 ans, entra le 11 avril 1874 à l'hôpital de la Conception, à Marseille, pour une dysenterie, qui, dit-il remonte à 6 mois. Ce jeune homme a toute la peau du corps et surtout celle de la face de couleur bistre. Le ventre est fortement météorisé, douloureux à la pression, tout l'hypochondre droit est occupé par une énorme tumeur, légèrement fluctuante, s'étendant jusque vers le milieu de l'hypochondre gauche. Amaigrissement extrême, pouls petit, fréquent. Pas de vomissements, diarrhée assez abondante, tels sont les symptômes que présente le malade à la visite du soir ; le lendemain il se lève pour aller à la garde-robe et est pris subitement de dyspnée extrême, le pouls devient imperceptible, la pâleur devient très grande, et le malade meurt une heure après.

Autopsie.— A l'ouverture de l'abdomen on constate une distension énorme des anses intestinales qui baignent dans une assez grande quantité de liquide trouble avec fausses membranes. Le lobe droit du foie occupe presque toute la partie supérieure de l'abdomen ; de couleur vert noirâtre il présente une grande mollesse. En plongeant un bistouri on donne issue à un flot de pus, tout le lobe est détruit et remplacé par un vaste abcès. Les autres organes sont sains, l'intestin ne présente pas d'ulcérations.

Observation XII (id.)

Abcès du foie. Péritonite partielle.

Le nommé Brun, âgé de 59, né à Saint-Martin (Alpes-Maritimes), employé chez un marchand de vin entre le 6 avril 1868 à l'hôpital de la Conception à Marseille, service de M. le docteur Seux. Cet homme qui a de fortes habitudes alcooliques, avait eu deux ans auparavant un ictère qui avait duré quinze jours. Depuis sa santé avait été bonne, un mois avant son entrée à l'hôpital, ses digestions commencèrent à devenir difficiles ; il éprouva alors une légère douleur dans l'hypochondre droit ; il avait des vomissements tantôt glaireux. Le 5 avril survint un frisson assez intense pour le décider à venir à l'hôpital. Symptômes actuels : face pâle avec rougeur des pommettes et légère teinte subictérique des conjonctives, pouls fréquent et fort, ventre ballonné, douloureux à la pression, surtout au niveau de l'épigastre et de la région hépatique. Le foie déborde les fausses côtes de trois à quatre travers de doigt.

A l'auscultation, en arrière, râles sous-crépitants dans les deux bases.

Le 8. — Même état général et local, diarrhée.

Le 13. — Le pouls est petit, fréquent, la diarrhée persiste, l'ictère léger du début a disparu. Les râles sous-crépitants occupent toute l'étendue des poumons. Un peu de délire, le ventre et moins douloureux et l'on constate au-dessus du foie la présence d'une tumeur légèrement fluctuante, mal limitée, et paraissant faire corps avec cet organe. L'état général s'aggrave, le délire est continu, enfin le malade meurt dans le coma le 15.

Autopsie. — Le foie hypertrophié, de couleur jaune chamois, adhère intimement par son bord tranchant au colon transverse et à l'épiploon par sa face convexe avec le diaphragme, avec l'estomac par sa face concave. En arrière du sillon transverse du foie on trouve un abcès occupant la face concave du grand lobe, rempli par du pus liquide verdâtre. Il y a de la péritonite limitée à l'espace compris entre le colon transverse, la partie supérieure du colon ascendant et la partie

concave du foie située en avant du sillon transverse. La péritonite s'é-
tend de là sous l'estomac et vient occuper l'espace compris entre le
reste du colon transverse, la partie supérieure du colon descendant, la
rate, la grande courbure de l'estomac. Dans cette région se trouve accu-
mulé un liquide séreux jaune verdâtre avec quelques fausses membranes. La muqueuse stomacale est fortement injectée. Au niveau de la
portion pylorique, sur la petite courbure se voit un ulcère en capsule de
0,06 de diamètre, en voie de cicatrisation.

Observation XIII

Communiquée par M. le Dr Mistral, interne des hôpitaux de Marseille.

Abcès du foie, survenu à la suite d'une inflammation du rectum.

Le 10 *août* 1880 entrait à la Conception le nommé Louis G..., âgé
de 17 ans, pas de maladie antérieure, n'a jamais quitté Marseille,
ce jeune homme, qui avoue des habitudes de pédérastie, se plaint depuis plusieurs jours de grandes douleurs dans la région anale. Un
liquide muco-purulent, parfois sanguinolent, s'écoulait constamment
du rectum. Le toucher est très douloureux. Au bout de huit jours de
traitement les phénomènes s'amendèrent du côté du rectum pour persister dans le reste du tube digestif. Il survint des hémorrhagies intestinales qui se répétèrent plusieurs fois; par le traitement, ce symptôme
finit par disparaître ainsi que la diarrhée. Le malade semblait en pleine
convalescence; les forces et l'appétit revenaient, quand survint une dou
leur sourde, constante, manifeste surtout à la pression, siégeant dans la
région hépatique. Le foie était augmenté de volume, et dépassait en bas
le rebord des fausses côtes. L'auscultation ne donnait rien d'anormal
dans la poitrine. On pensa à un abcès du foie en voie de formation.
Pourtant l'état général n'était pas mauvais. Mais le foie était de plus
en plus douloureux à la pression, on crut même percevoir une fluctuation profonde. Bientôt l'appétit disparut; survint du météorisme,
de la fièvre, surtout le soir, et rapidement le malade fut emporté, le 10
septembre.

L'autopsie montra un abcès du foie contenant environ 500 grammes de pus, traces des ulcérations cicatrisées dans le rectum ; quelques-uns dans le colon et le cœcum.

OBSERVATION XIV

Abcès du foie à marche aiguë

Le nommé Simon, âgé de 72 ans, entre le 15 novembre 1877 à l'hôpital de la Conception à Marseille. Aucune maladie antérieure. Cet homme a toujours habité Marseille. Il y a deux jours il fut pris de frisson, puis d'une violente douleur à gauche, au niveau des fausses côtes. La douleur persiste à son entrée, pas de fièvre, pas de gêne de la respiration, teinte subictérique, langue sale ; pas de diarrhée ni de vomissements, inappétence. L'auscultation négative à droite, révèle à la base du poumon gauche, un peu de frottement et quelques râles. Le diagnostic resta en suspens.

Pendant quinze jours le malade reste dans le même état, faible, affaissé, se plaignant de la même douleur, l'appétit toujours nul.

Le 4 novembre. — On constate par la percussion une augmentation de volume du foie. La pression y provoquait une vive douleur ; on pensa dès lors à un abcès du foie, sans pouvoir en trouver l'étiologie. Plusieurs cautères furent appliqués. Mais à partir de ce moment les symptômes devinrent plus alarmants, quelques vomissements survinrent, la fièvre s'alluma, et le malade mourut le 10 novembre.

A l'autopsie, qui ne put être complète, on ne put examiner que le foie. Tout le lobe droit était occupé par une vaste cavité pouvant contenir environ 1,500 grammes de pus. A gauche le tissu était sain.

OBSERVATION XV

(Communiquée par M. le Dr Monier). Abcès du foie pris pour une tuberculisation pulmonaire et intestinale.

La nommée F....., âgée de 38 ans, entre le 10 août 1878, à l'hôpi-

tal de la Conception, service de M. le Dr Vau-Gaver, remplacé par
M. Coste.

Elle se plaint d'une diarrhée très forte qui dure depuis quinze jours,
dit-elle, et qui ne cède devant aucun traitement. Quelques jours
après son entrée, elle est prise de fièvre avec exacerbation vespérale.
Sueurs nocturnes, toux, crachats purulents, amaigrissement rapide,
ces symptômes firent changer le diagnostic d'entérite chronique, en
celui d'entérite tuberculeuse. Il y avait une matité notable au sommet droit avec râles muqueux que l'on prit pour des craque-
ments humides. La respiration, libre vers le milieu de l'omoplate, se
voilait dans le tiers inférieur de la poitrine où s'entendaient des
sous-crépitants nombreux, avec matité. Les symptômes devinrent
rapidement plus accentués et le malade mourut huit jours après.

A l'autopsie on ne trouve pas de trace de tuberculisation pulmonaire,
congestion du sommet droit et de la base ; le lobe moyen est entière-
ment sain. Des adhérences unissent la plèvre pariétale à la plèvre
viscérale. Le cœur est sain ; il en est de même de l'estomac et de la
partie supérieure du tube digestif. Dans le gros intestin, cœcum et
colon, la muqueuse est injectée, ramollie et présente de nombreuses
ulcérations. Le foie est le siège, à la partie convexe, et sous-dia-
phragmatique, à gauche du ligament falciforme, d'un abcès volumineux, contenant plus de 500 grammes de pus. Le foie très volumineux, pèse 4 kilog., les parois de l'abcès sont dures, presque fibreuses,
blanchâtres. Le tissu du foie a un aspect graisseux. Il y a autour du
lobule, qui semble affaissé une bordure rougeâtre, saillante. On ne
trouve rien dans les ramifications de la veine-porte.

OBSERVATION XVI (Guéneau de Mussy, *France médicale*, 1875, n° 14).

Abcès du foie pris pour une phtisie aiguë.

Homme de 40 ans, marinier, entre le 18 octobre dans le service de
M. Guéneau de Mussy, remplacé par M. Fernet. Constitution moyenne,
ni alcoolisme, ni impaludisme. Sept jours avant son entrée, frisson

suivi de fièvre, douleur vive dans l'hypochondre droit, exaspérée par les mouvements. Céphalalgie, inappétence, diarrhée, vertiges, insomnie. Les frissons se répètent les jours suivants. A son entrée on constate outre ces symptômes, de la fièvre, une faiblesse très prononcée, toux sèche, teinte subictérique des conjonctives, artères athéromateuses, ventre dur, ballonné, légère sensibilité à droite, matité à partir de deux centimètres au-dessus du mamelon jusqu'à deux travers de doigt au-dessous du rebord costal. Dans l'épigastre se trouve un foyer de sensibilité exquise, le bouton diaphragmatique de M. Guénéau de Mussy, sensibilité anormale entre les attaches inférieures du sterno-mastoïdien. On fut conduit à admettre une pleurésie diaphragmatique. Deux jours après, quand M. Guénau de Mussy reprit le service, l'inflammation avait gagné la plèvre costale. La fièvre persistait, la dyspnée et la douleur avaient diminué. Un peu de diarrhée, frottement péricardique. État typhoïde, ballonnement du ventre, langue collante, le foie descendait très bas, ne paraissait pas sensible à la pression, température 39 et 40. Râles sibilants ; son obscur. L'économie tout entière semblait sous l'empire d'un état morbide qui avait simultanément pour foyer l'abdomen et le thorax ; cette double localisation se trouve surtout dans la fièvre typhoïde et dans la phtisie aiguë. Le début par une pleurésie fit pencher vers cette dernière hypothèse ; rien n'indiquait une lésion grave du côté du foie, sauf l'augmentation de volume. Le 26 octobre, les symptômes s'aggravèrent, ventre très ballonné, souple, indolent, teinte pâle, mate, œdème léger de la paroi abdominale et des membres inférieurs. Diminution de la fièvre et de la thermalité. Le 28, empâtement du ventre, immobilité des anses intestinales. Dans le flanc droit, crépitation manifeste qui se perçoit pendant la respiration. Cette péritonite à marche insidieuse confirma la pensée d'une tuberculisation granuleuse aiguë. Le délire qui se montra ensuite s'expliquait par une méningite granuleuse. Mort le 30.

Autopsie. — Pleurésie à droite, poumon droit affaissé, lobe supérieur adhérent à la plèvre costale par son sommet qui présente sept à huit tubercules miliaires, poumon gauche congestionné, péricarde contenant un peu de liquide rougeâtre. Le foie ne présente extérieurement qu'un peu d'augmentation de volume, et une saillie anormale au-dessous du rebord costal. En voulant le détacher du diaphragme, on ouvre un vaste abcès d'où s'écoule un flot de pus, jaune, crémeux.

Cette collection purulente occupait les trois quarts inférieurs du lobe droit. Sa paroi supérieure était formée par la face inférieure du diaphragme doublé de la membrane fibreuse du foie. Le tissu environnant est rouge, congestionné, friable; dégénérescence graisseuse du reste de l'organe. La portion du péritoine qui recouvre le cœcum est le siège d'une injection considérable. Le cœcum et le colon ascendant sont constellés de saillies du volume d'une lentille, constituées par des follicules engorgés.

OBSERVATION XVII

(Guéneau de Mussy, loc. cit.)

Femme de 40 ans, gastrite il y a trois ans. Vivant habituellement dans une atmosphère d'une température excessive; après un refroidissement survient une douleur dans la région lombaire. Treize jours après frissons, accès fébriles qui se répètent les jours suivants. En même temps douleur à la base du côté droit de la poitrine. On constate un épanchement pleurétique. On pouvait supposer qu'on avait affaire à une pleurésie purulente, mais l'épanchement après avoir augmenté, diminua rapidement, ce qui infirmait la nature purulente et cependant ces frissons répétés semblaient indiquer un état pyogénique. La coïncidence fréquente des inflammations thoraciques et du phlegmon hépatique, la douleur de l'hypochondre droit, la sensibilité du ventre à la pression devaient faire songer, dans ces conditions, à la possibilité d'une inflammation du foie.

A l'autopsie, le foie débordait à peine le rebord costal de trois travers de doigt, refoulait en haut le diaphragme auquel il adhérait, dans une étendue de 5 à 6 centimètres. La face supérieure présentait une saillie volumineuse, convexe, fluctuante.

Le bistouri plongé à ce niveau, pénétra dans un foyer purulent de 12 à 15 centimètres de diamètre, foyer de forme irrégulière, anfractueux, divisé en plusieurs loges, envoyant des prolongements en diverses directions.

Observation XVIII

(Guéneau de Mussy. *Loc. cit.*).

Un homme de 53 ans, cordonnier, entre à l'Hôtel-Dieu le 17 juillet 1871. Pas de maladie antérieure, fièvre intense depuis huit jours : augmentation de volume du foie et de la rate. Vague et incoordination dans la réponse du malade ; face pâle, yeux excavés. Le lendemain de son entrée, accès de fièvre violent, précédé de frisson, suivi de sueur et accompagné de délire. On craignait une fièvre pernicieuse avec congestion hépatique et splénique, 2 gr. sulfate de quinine. La fièvre n'en revient pas moins le lendemain à six heures du matin et continue les jours suivants malgré le sulfate de quinine. La rate et le foie conservaient un volume anormal. Douches froides avant l'heure de l'accès ; pendant deux jours la fièvre fut suspendue ; puis revint après la cessation des douches. Enfin mort 37 jours après le début de la maladie.

Autopsie. — Dans le lobe droit du foie existait un abcès enkysté ; faisant saillie vers la convexité, renfermant un verre environ de liquide purulent, couleur chocolat. La cavité de l'abcès était très anfractueuse et traversée par des brides membraneuses.

Observation XIX

(Anger, in bull. Soc. anat., 1875).
Abcès du foie pris pour une pleurésie purulente. — Empyème.

Le 29 juillet 1875, entra dans le service de M. Guyot, le nommé Félix C... âgé de 31 ans, tourneur. Cet homme qui s'était toujours bien porté, se plaignait d'un violent point de côté à droite, accompagné de toux et de fièvre le soir. Il avait déjà fait un séjour de six semaines à l'hôpital pour cette même douleur, et il aurait été soigné pour une pleurésie sèche.

A son entrée, on constatait une tuméfaction notable, siégeant en arrière et à droite au niveau des septième et huitième côtes; tuméfaction douloureuse à la pression, mais sans chaleur ni rougeur de la peau. A la percussion, matité dans le quart inférieur du poumon droit avec absence de murmure vésiculaire, sans souffle. Les vibrations thoraciques faisaient défaut des deux côtés de la poitrine dans le quart inférieur. Le foie paraissait un peu abaissé, fièvre 39,3. Langue blanche. Appétit nul.

6 *août*. — La fièvre continuant, la tuméfaction du côté droit augmentait et donnait une sensation très nette de fluctuation ; la ponction avec l'aspirateur de Potain donna issue à du pus. On fit alors une large incision au bistouri. L'empyème fut pratiqué dans le neuvième espace intercostal et donna issue à 500 gr. de pus mal lié, sans odeur. Pendant les quinze premiers jours qui suivirent l'opération, le malade reprit ses forces, l'appétit revint, et l'on pouvait espérer une guérison.

A partir du mois de septembre, la fièvre revient le soir ; l'appétit disparut. Le malade se plaignait toujours d'une violente douleur dans le côté; survint une diarrhée qui finit par emporter le malade le 26 octobre 1875.

Autopsie pratiquée 48 heures après le décès. — A l'ouverture du thorax on trouva les plèvres légèrement adhérentes. Le poumon droit était refoulé un peu en haut par le foie. Cet organe volumineux est adhérent par son extrémité droite aux côtes ; ces adhérences détruites, il présentait à son extrémité droite un gros champignon avec une cavité centrale, communiquant directement avec l'ouverture de l'empyème. Cette cavité à bords fongueux, grisâtres, pouvait contenir un gros œuf de poule. Le péritoine hépatique était sain dans tout le reste de son étendue. Ce champignon se prolongeait dans la profondeur de 2 ou 3 centimètres et présentait à ce niveau une couleur grisâtre. Le foie était graisseux et contenait dans son épaisseur deux ou trois abcès, à parois organisées.

Observation XX

In Gazette des hôpitaux, 1866.

Femme âgée de 34 ans, de constitution et de taille moyennes, entrée à l'Hôtel-Dieu le 6 janvier 1880. Sa maladie remonte à un mois ; sans cause appréciable au début, diminution de l'appétit, digestions pénibles ; le 29 décembre, surviennent des nausées, et une douleur à l'épigastre, vomissements de liquide incolore, frisson ; dysurie et constipation opiniâtre. A la visite du 7 janvier, décubitus dorsal, lenteur extrême dans les mouvements, regard morne, vive coloration des pommettes, teinte pâle le reste du corps, pouls petit, peau sèche. Langue large, enduit blanchâtre, épais, nausées et vomissements glaireux. Douleur spontanée à l'épigastre, sourde, parfois lancinante ; le reste du ventre souple et indolore. Deux selles normales en cinq jours. Miction très douloureuse, urines troubles, alcalines, sédimenteuses. Le foie est légèrement douloureux à la pression et ne dépasse pas le rebord des fausses côtes. A partir du 14, frissons ; chaleur un peu humide ; respiration gênée. En arrière et à droite épanchement pleurétique ; matité, pas de souffle ni d'égophonie, toux légère avec retentissement douloureux dans l'hypochondre droit, expectoration d'un mélange de crachats épais et de liquide filant. Céphalalgie frontale. Le 25 diminution de la matité, douleur extrêmement vive dans la région hépatique, s'irradiant à l'épigastre et dans les lombes. Miction très douloureuse, subdélirium ; revasseries, mort.

A l'autopsie : le lobe droit du foie a contracté avec le diaphragme des adhérences celluleuses qui occupent une étendue de 9 à 12 centimètres. Bord arrondi ; surface lisse, couleur brune, uniforme. Au centre du grand lobe on trouve trois abcès séparés par une couche de tissu hépatique, épaisse de 2 à 4 centimètres. Ces foyers sont pleins de pus blanc jaunâtre, inodore. Le plus considérable a le volume d'un œuf de poule.

Observation XXI

(Goguel. Thèse de Strasbourg, 1856).

George-Antoine, âgé de 59 ans, de Strasbourg, entre le 11 mai 1855. Il se plaint d'avoir éprouvé la veille un frisson violent suivi de chaleur et de sueur. A la visite il a de la fièvre ; dans la journée le frisson se répète. — *Le* 19. — Fièvre vive, face colorée, pouls plein, fréquent, pas d'appétit, soif vive, céphalalgie. — *Le* 20. — Fièvre, toux légère, point de côté surtout intense dans l'hypochondre droit, matité à la partie postérieure et inférieure du poumon droit et râles sonores et crépitants ; pas de selles depuis quatre jours ; langue chargée, point de côté très prononcé les jours suivants ; abattement, vertiges, langue sèche, fendillée. — 25. — Expectoration abondante, visqueuse ; état typhoïde plus prononcé ; constipation opiniâtre ; collapsus. Mort.

Autopsie le 29. — Abcès du foie ayant au moins un travers de main de diamètre. La face supérieure de la cavité est constituée par le diaphragme, le pus a une odeur fétide. Rougeur de la plèvre correspondante.

Observation XXII

(Veyssière. *Bulletin Société anatomique*).

X..., âgé de 25 ans, est entré le 3 décembre 1873, à six heures, dans le service de M. le docteur Duguet, à la Charité. Mort le 4, à dix heures du matin. Pendant son court séjour il a été impossible d'obtenir aucun renseignement. On a su par les personnes qui l'accompagnaient qu'il n'était malade que depuis huit à dix jours. Le médecin qui l'avait vu cinq jours après le début de sa maladie l'aurait soigné pour une fièvre typhoïde. A son entrée, le malade était dans un état comateux presque absolu : pupilles dilatées, mais égales ; fièvre intense, langue sèche ; respiration stertoreuse ; visage tiré, amaigri ;

ventre ballonné, sonore, douloureux ; râles sibilants dans la poitrine ;
teinte ictérique générale ; foie volumineux ; pas de vomissements ;
pas de garde-robes ; urines très colorées. En l'absence de renseignement, et devant la mort presque immédiate du malade il fut impossible de formuler un diagnostic.

A l'autopsie : récentes adhérences du péritoine pariétal aux intestins dont les anses sont soudées entre elles et à l'épiploon ; des nappes
de pus jaune verdâtre recouvrent la masse intestinale ; pus dans la
partie déclive de l'abdomen. Abcès multiples du foie.

Observation XXIII

(M. Brouardel, in thèse de Dubain 1876, Paris).

Lanoir, âgée de 49 ans, marchande des quatre-saisons, entre le
3 janvier 1875, salle Saint-Antoine, service de M. Brouardel. Née à
Paris où elle n'a cessé d'habiter. Prise il y a quinze mois, dans la
région hépatique d'un point douloureux très violent qui persista pendant deux mois, sans ictère ni embarras gastrique. Elle s'aperçut
seulement que le soir en revenant de son travail sa jambe droite était
légèrement œdématiée. Au mois d'avril elle entra à l'Hôpital Temporaire
où elle fut soignée pendant deux mois pour une pleurésie droite et
sortit guérie. En décembre elle commença à avoir les digestions
pénibles. Alternatives de diarrhée et de constipation. Tous les soirs
se déclarait un accès de fièvre qui durait une partie de la nuit. Amaigrissement ; état général mauvais ; traits tirés, exprimant la souffrance.
Augmentation de volume de l'abdomen ; circulation porte gênée, dilatation des veines abdominales, la percussion et la palpation montrent
que c'est le foie qui forme la tumeur qui occupe l'hypochondre droit,
l'épigastre et l'hypochondre gauche, dépasse le rebord des fausses
côtes sur la ligne mamelonnaire de 5 centimètres environ, ni fluctuation, ni frémissement ; œdème de la paroi abdominale, pas d'ascite,
rien au cœur, légère bronchite, inappétence, pas de diarrhée. Dans
les urines quelques traces de la matière colorante de la bile, ni sucre,
ni albumine.

Urines. — Quantité en 24 heures, 800 grammes. Urée 8 gr. 205, la température oscille entre 38° le matin, 39°,5 le soir. État cachectique.

M. Brouardel diagnostiqua un kyste hydatique suppuré du foie, ou un abcès. Le 10 février broncho-pneumonie qui empêche de pratiquer la ponction que l'on se proposait de faire. Les urines contenaient 9 gr. 626 d'urée, quantité d'urine en vingt-quatre heures 600 gr. Mort le 17.

Autopsie. — Anciennes adhérences pleurales à droite. Reins atteints de dégénérescence graisseuse au début, pas d'ulcération sur toute la longueur de l'intestin. Foie : Cavité contenant 600 grammes de pus, faiblement coloré par la bile. Sur toute l'étendue des parois de l'abcès s'ouvrent des orifices de canaux biliaires. M. Cornil qui a examiné les tissus sur la pièce fraîche, constate que l'abcès est creusé dans la substance même du foie et ne saurait être considéré comme un kyste dégénéré.

OBSERVATION XXIV

(Leuglet. *Bull. Soc. anatom.* 1871).

R..., âgé de 28 ans, lithographe, entre le 25 novembre 1871, service de M. Gubler, malade depuis huit mois, il se plaint d'une diarrhée rebelle et de toux. Les selles très fréquentes étaient quelquefois sanguinolentes, quelquefois muqueuses et glaireuses. Il dit que même dans ces derniers temps, il a toujours eu un peu de sang. Le ventre est tendu. Il paraît y avoir un peu d'œdème sous-cutané. Dans toute la partie supérieure de l'abdomen, il y a matité absolue. A droite, le foie descend très bas ; à gauche, matité très étendue aussi, attribuée à la rate. Dans la poitrine, sous-crépitants au sommet droit. En arrière et à droite, frottement très marqué, bruit de cuir neuf. Les urines contiennent un peu d'albumine, traitement tonique, astringent.

29 *novembre.* — Un peu de sensibilité autour du foie. Frottement sensible à la main dans l'hypochondre droit. Dans la poitrine, frottements ; pas de signes d'épanchement. Le sang examiné au micros-

cope montre une proportion considérable de globules blancs. L'urine contient de l'acide urique en moins ; un peu d'albumine. Les selles sont sanguinolentes. Œdème des jambes, l'état général est mauvais, la respiration devient difficile.

2 décembre. — Douleur dans le côté droit. Matité s'étendant jusqu'à l'omoplate. Décès quelques jours après.

Autopsie. — Ulcérations dans le gros intestin, comprenant toute l'épaisseur de la membrane muqueuse. La membrane musculaire est intacte. Le foie, très-volumineux, remplit toute la partie supérieure de l'abdomen et envoie dans le côté gauche un prolongement dont la matité faisait croire à une hypertrophie de la rate. La partie supérieure du foie, régulièrement convexe, adhère au diaphragme. On sent à travers la paroi externe une cavité fluctuante qui contient une grande quantité de pus, près d'un litre et demi. Cette cavité, à parois irrégulières, est entourée elle-même de petites cavités secondaires, contenant un liquide semblable. Sur les parois, matière caséeuse, épaisse et jaunâtre, pas de perforation au niveau du diaphragme.

La cavité de la plèvre était pleine de sang et de liquide purulent. Poumon affaissé, non altéré.

Observation XXVI

(M. Féréol, communiquée à la Société méd. des hôp., 22 janvier 1875.
In Union médicale, 3 avril 1875).

M. T…, étudiant en médecine, entre à la Maison municipale de santé le 17 novembre 1874. A Paris depuis un mois. A habité l'Algérie pendant ces trois dernières années, n'a jamais eu ni fièvre, ni dysenterie. Ce jeune homme a été sensible au changement de température ; en arrivant à Paris, il se sentit pris de malaise et d'une douleur vive et lancinante au côté droit, au niveau des fausses côtes. A son entrée, on le trouve pâle, avec une teinte un peu cyanique, anxieux, respiration haute, fréquente, étouffée, parole brève, saccadée, faible ; décubitus impossible à droite et à gauche, se courbe en avant pour relâcher la paroi abdominale. Le point de côté à droite occupe une vaste étendue, depuis le creux épigastrique, jusqu'à la ligne axillaire ; la pression et la percussion sont très douloureuses. Pas de point douloureux sur le trajet phrénique du cou. Le foie déborde les fausses côtes de quatre travers de doigt ; en haut, il remonte jusqu'au mamelon sans le dépasser. En arrière, la matité s'arrête en arrière de la pointe de l'omoplate. Au niveau de la matité, les vibrations thoraciques sont très affaiblies et même absentes tout à fait en bas et en arrière, il existe un souffle bronchique avec égophonie. A gauche, phénomènes analogues. On diagnostique un double épanchement pleural, diaphragmatique, avec abaissement du foie à droite. A partir de ce moment, la fièvre persiste avec redoublement le soir, sans frissons ; du reste, le malade affirme n'en avoir jamais eu. Anorexie, facies pâle, terreux ; quelquefois délire. L'épanchement parut se résorber à droite. Le foie était toujours abaissé. A gauche, l'épanchement se résorba aussi.

Le 16 décembre. — La diarrhée persistant ainsi que l'entraînement purulent général, M. Féréol pensa que cette pleurésie que l'on croyait enkystée au diaphragme, pouvait bien être entretenue par un abcès hépatique ouvert dans la plèvre. Une ponction exploratrice dans le septième espace ne donna issue qu'à un peu de sang mêlé à du pus. Une deuxième ponction, pratiquée plus haut en arrière, donna issue à 600 grammes de liquide couleur chocolat, mélangé de pus et de sang, dont l'origine hépatique n'était pas douteuse. Aucun amendement ne suivit cette opération. L'empyème fut pratiqué par M. Moutard-Martin dans le septième espace intercostal, au même point que la deuxième ponction. Il s'écoula un litre de pus très épais, jaune, mélangé de gros flocons d'une matière brunâtre. Pour MM. Féréol et Moutard-Martin, l'opération avait porté sur la plèvre, en communication avec l'abcès hépatique.

Après l'opération il y eut un mieux sensible qui ne dura pas longtemps, on pratiqua des lavages fréquents. Le foie restait toujours aussi abaissé, aussi volumineux, aussi douloureux à la pression. La diarrhée persistait, l'amaigrissement et la syncope annonçaient une fin prochaine qui arriva quatorze jours après l'opération.

Autopsie. — Traces de pleurésie des deux côtés, à gauche 150 gr. de liquide, à droite point. Le foie, fortement refoulé en haut, a exagéré les dimensions ordinaires du sinus costo-diaphragmatique qui est rempli par un feutrage d'adhérences filamenteuses d'un blanc jaunâtre. La base du poumon est unie à la face convexe du diaphragme, lequel est uni à la paroi costale dans une hauteur de deux travers de doigt. Les poumons sont sains. La cavité abdominale contenait 250 grammes d'un liquide louche, tenant en suspension des flocons fibrineux. L'incision faite à la paroi thoracique a porté sur le septième espace ; elle a traversé le diaphragme sans pénétrer dans la cavité pleurale, grâce au refoulement du muscle en haut et en dehors et à l'adhérence intime qu'il a contractée avec la paroi costale. Une sonde introduite dans cette ouverture tombe dans une cavité anfractueuse que forment le foie et les organes voisins ; cavité limitée en avant et en haut par la face postérieure du lobe droit du foie ; en arrière, par la portion verticale du diaphragme et la face antérieure du rein droit. La paroi interne est formée aux dépens du parenchyme hépatique qui est détruit ; on voit sur ce point une anfractuosité irrégulière creusée dans le tissu hépatique, et cette cavité est remplie par une sorte de bouillie granuleuse, de couleur chocolat, qui s'en va par le lavage, laissant une surface déchiquetée. Cette vaste poche purulente n'a aucune communication avec la plèvre, ni avec la grande cavité péritonéale dont elle est séparée par des adhérences et une membrane pyogénique continue, ni avec l'intestin. Elle est divisée en deux loges ; une interne, plus vaste, qui aboutit à la paroi costale, une arrière-cavité qui est formée par la cavité hépatique. Le foie est très augmenté de volume ; état gras très prononcé ; il contient un assez grand nombre d'abcès secondaires (foyers d'infection purulente locale).

Observation XXVI

(Andral. *Clinique médicale*, t. 2).
Pleuro-pneumonie aiguë. Suppuration du foie.

Un porteur d'eau, 58 ans, parvenu au huitième jour d'une pleuropneumonie bien caractérisée, entra à la Charité. Frisson au début, puis fièvre continuelle, douleur dans toute la partie latérale, inférieure droite du thorax. Grande dyspnée, crachats pneumoniques ; de plus, depuis quatre jours teinte subictérique des conjonctives et de toute la peau. Les symptômes de pneumonie ne s'amendent pas ; tout le poumon se prend. Palpé dans tous les points l'abdomen était partout souple et indolent. Selles ordinaires. Pas de vomissements. Mort.

Autopsie. — Poumon droit : hépatisation rouge, hépatisation grise, fausses membranes molles. Le foie avait son volume normal, sa couleur n'avait rien d'insolite. Vers le centre du lobe droit existaient deux cavités dont l'une aurait admis une grosse noix et l'autre une noisette, que remplissait un pus d'un jaune de bile, inodore, épais. La marche de la suppuration a été absolument latente et cachée par la pleuropneumonie.

Observation XXVII

(Andral. *Clinique médicale*).

Une femme d'âge moyen est prise d'un point de côté au-dessous de la mamelle gauche. Bientôt apparaissent tous les signes d'une pleuropneumonie aiguë ; respiration gênée, face colorée, pas d'ictère, crachats rouillés, visqueux, fièvre intense, quelques signes de complication gastrique, langue rouge, lisse, un peu sèche, soif vive, quelques vomissements. Depuis le début de la maladie douleur à l'épigastre, provoquée par une pression assez légère. Le reste de l'abdomen et en particulier l'hypochondre droit était souple et indolent. Aucune douleur n'avait jamais existé dans le côté droit du thorax. La malade mourut sans avoir présenté d'ictère, ni de douleur dans la région du foie.

Autopsie. — Le lobe inférieur du poumon gauche présente un mélange d'hépatisation rouge et grise. Le foie a son volume ordinaire et paraît sain extérieurement. Mais en pratiquant des coupes on découvre dix abcès dont le plus gros aurait pu contenir une grosse noix. Le pus qu'ils contenaient était d'un blanc verdâtre, semblable au pus phlegmoneux.

Observation XXVIII (Béhier, *Gaz. des hôp.* 1869).

Abcès du foie lié à une dysenterie chronique offrant toute l'apparence d'un cancer des parois de l'estomac.

Homme de 55 ans, entré à l'Hôtel-Dieu avec tous les traits de la cachexie cancéreuse. Diarrhée opiniâtre ; selles quelquefois mêlées de sang. Au creux épigastrique, on constate une tumeur globuleuse, large de 4 à 5 travers de doigt, superficielle, un peu douloureuse à la pression, mate, à la percussion légère, sonore à une percussion forte et profonde, crépitation légère, bruit de cuir neuf, volume du foie normal. Poumons sains. Au cœur, souffle anémique. Comme antécédents diarrhée six mois auparavant, avec selles sanguinolentes, sans ténesme. L'apparition de la tumeur au creux épigastrique date de deux mois et demi. Hémorrhoïdes. État cachectique très marqué, teint jaune-paille, amaigrissement rapide, enfin dans les derniers temps, œdème des membres inférieurs, bien plus marqué à droite. Pas d'albumine dans les urines. On porte le diagnostic de cancer des parois de l'estomac, cancer à forme latente, sans vomissements. Mort un mois après l'entrée à l'hôpital. A l'autopsie on trouve au niveau de l'appendice xiphoïde une tumeur volumineuse adhérente à la paroi abdominale et développée dans le lobe gauche du foie, au dépens des faces supérieure et inférieure. Le lobe droit était normal. Cette tumeur était remplie d'un liquide séro-purulent, sans hydatides, ni crochets. Traces de péritonite récente. L'estomac était sain.

Observation XXIX

(Rochard : *In Bulletin Académie de Médecine*, 1880.
Séance du 26 octobre).

Abcès du foie traité par la méthode antiseptique. Guérison.

Cette observation a été communiquée à M. Rochard, par le malade lui-même, M. le Dʳ A..., médecin de la marine.

M. A..., avait déjà fait un séjour de deux ans dans l'Inde, lorsqu'il y vint pour la seconde fois en 1839. Il contracta à Saïgon la diarrhée de Cochinchine, en mai. Au bout de cinq mois il commença à ressentir des douleurs dans la région du foie, et peu à peu survinrent tous les symptômes de l'hépatite suppurée. Transporté à Schang-Haï, il entra à l'hôpital anglais. L'amaigrissement était déjà notable ; le foie débordait les fausses côtes ; la respiration devenait pénible, la température qui le matin oscillait entre 37° et 38°, s'élevait le soir à 39°, 39°,4. L'opération proposée par le Dʳ Little fut repoussée par M. A..., déjà suffisamment édifié sur les suites habituelles de l'ouverture des abcès du foie, pour ne pas être pressé d'en courir les chances. Au bout de deux mois il y consentit, vaincu par les progrès constants de la maladie, et séduit par les résultats brillants d'une opération faite sous ses yeux, — une première ponction dans le neuvième espace intercostal rencontra le pus à huit centimètres de profondeur et en évacua 80 grammes, — puis il ne vint plus que du sang pur et il fallut retirer l'aiguille, La petite plaie fut pansée à l'acide phénique et aucun accident n'en résulta.

Le 15 novembre. — L'opération radicale fut pratiquée par le Dʳ Little. Le malade fut endormi avec le chloroforme. Le côté lavé à l'eau phéniquée forte, et l'aiguille enfoncée dans le même espace intercostal que la première fois, mais à trois centimètres plus en arrière, une incision de quatre centimètres fut pratiquée, et une quantité de pus rougeâtre, que M. A... évalue à un litre et demi ou deux litres, fut évacuée avec des grumeaux et des lambeaux de foie mortifiés. Les lavages furent faits, un gros drain fut introduit, et le pansement de Litter appliqué dans toute sa rigueur.

A partir de l'opération, la dyspnée et le malaise ont complètement cessé, la fièvre n'a pas reparu un instant, et jusqu'à la guérison la température n'a jamais dépassé 37°,5. Dès le lendemain, le malade a commencé à manger ; les forces se sont relevées rapidement en même temps que la suppuration se tarissait. Le drain fut enlevé le 10 décembre. La cicatrisation était complète le 14, et le 15, un mois jour pour jour après l'opération, le malade partait pour la France.

Observation XXXI (Rochard, loc cit.).

Le sujet était un Grec, fixé en Chine depuis treize ans ; alcoolique, atteint de dysenterie depuis longues années, anémique, arrivé à la dernière période de sa maladie. La matité du foie, mesurait 15 centimètres de hauteur. La malade ne pesait plus que 42 kilog. L'opération fut faite et donna issue à 1500 gr. de pus. Les suites furent normales ; mais au moment où la cicatrisation avançait, le fil de soie qui retenait le tube se rompit et le tube se perdit dans la cavité de l'abcès. Les tentatives pour l'extraire furent vaines. Des morceaux de foie assez volumineux furent arrachés avec des pinces et ce ne fut qu'après avoir élargi l'ouverture extérieure qu'on parvint à retirer ce corps étranger. La cicatrisation n'en fut pas moins complète au bout d'un mois. Mais la dysenterie persista ; la fièvre reparut avec exaspérations vespérales, la matité du foie augmenta et il fallut revenir à l'opération qui donna issue cette fois à 1700 gr. de pus. Les suites furent les mêmes et le 20 janvier 1880 ce malade qui en 76 jours avait subi deux opérations, perdu 3200 gr. de pus, s'embarqua avec M. Little pour Marseille où il est arrivé en parfaite santé.

Observation XXXII (Rochard, loc. cit.).

Cette observation, à l'encontre de la précédente, est un cas d'ouverture prompte d'un abcès du foie. Le sujet était un Anglais âgé de 35 ans, d'une constitution robuste, que dix ans de séjour en Chine n'avaient point ébranlée. Il avait contracté une dysenterie grave dont il s'était assez promptement rétabli ; lorsqu'il présenta les signes d'une hépatite avec suppuration. Il n'y avait ni douleur locale, ni amaigrissement, ni teinte ictérique, et pourtant le Dr Little n'hésita pas à agir. Deux ponctions exploratrices furent faites sans résultat, et aussi sans accidents. On attendit, et huit jours après une ponction nouvelle donna issue à un peu de pus ; une incision de 5 centimètres fut faite sur le champ. Il en sortit 500 gr. de pus. L'injection fut faite comme d'habitude ; le tube placé et le pansement de Lister appliqué. Le lendemain le malade commença à manger avec appétit. Le surlendemain il se promenait dans la cour de l'hôpital, huit jours après il sortait avec son drain et son pansement et reprenait sa vie extrêmement active.

INDEX BIBLIOGRAPHIQUE

Annesley. — Researches on diseases of the India. T. I.

Andral. — Clinique médicale, 3e édition.

Bouillaud. — Abcès enkysté. Archives [générales de médecine. 1826, XVI.

Baudelocque. — In. gazette médicale de Paris, 1834.

Béhier. — Gazette des hôpitaux, 1869.

Brouardel. — Des variations de l'urée dans les maladies du foie. Arch. de physiologie, 1876.

Budd. — On the diseases of the Liver-London, 1857.

Cambay. — Traité des maladies des pays chauds. Paris, 1847.

Catteloup. — Des maladies du foie en général. Rec. de mémoires de méd. militaire, 1845.

Dubain. — Thèse de Paris, 1876.

Dutrouleau. — Traité des maladies des Européens dans les pays chauds. Paris, 1860.

Dance. — Archives gén. méd., 1829.

Frerichs. — Traité pratique des maladies du foie, 1877.

Féréol. — Union médicale, 1875.

Gallard. — Clinique médicale, 1872. Union médicale, 1871-1872.

Gueneau de Mussy. — France médicale, 1875.

Guoguel. — Thèse de Strasbourg, 1856.

Graves. — Clinique médicale. Paris 1860.

Haspel. — Maladies de l'Algérie, t. I.
    —   Rec. de mém. de méd. militaire, 1842, 1843.

Kelsch. — Progrès médical, 1880.

Laveran. — Rec. de mém. de méd. militaire, 1868.

Lavigerie. — Thèse de Paris, 1866.

Monneret. — Archives de médecine 1852, 1854, 1859, 1861.
Gazette médicale, 1861-62.

Maclean. — Brit. méd. journ. 1er août 1874.

Murchison. — Leçons cliniques sur les maladies du foie. Paris,
1838.

—   Tranzac of the pathol. society, t. VII.

Périer. — Des abcès du foie. Rec. de mém. de méd. militaire 1857.

Pinault. — Abcès du foie. Arh. cgén. méd. 1828.

Rouis. — Recherches sur les suppurations endémiques du foie.
Paris, 1860.

Rendu. — Art. foie, in : dict. encycl. des sciences médicales.

Sachs. — Diagnostic des abcès du foie, Gaz. hebdom. 1868.

Sergent. — Thèse de Paris, 1862.

Société anatomique. — Bulletins, 1861, 1871, 1872, 1875,
1873.

Imp. A. Derenne, Mayenne. — Paris, boulevard Saint-Michel, 52.

Imp. A. Derenne, Mayenne. — Paris, boulev. Saint-Michel, 52.